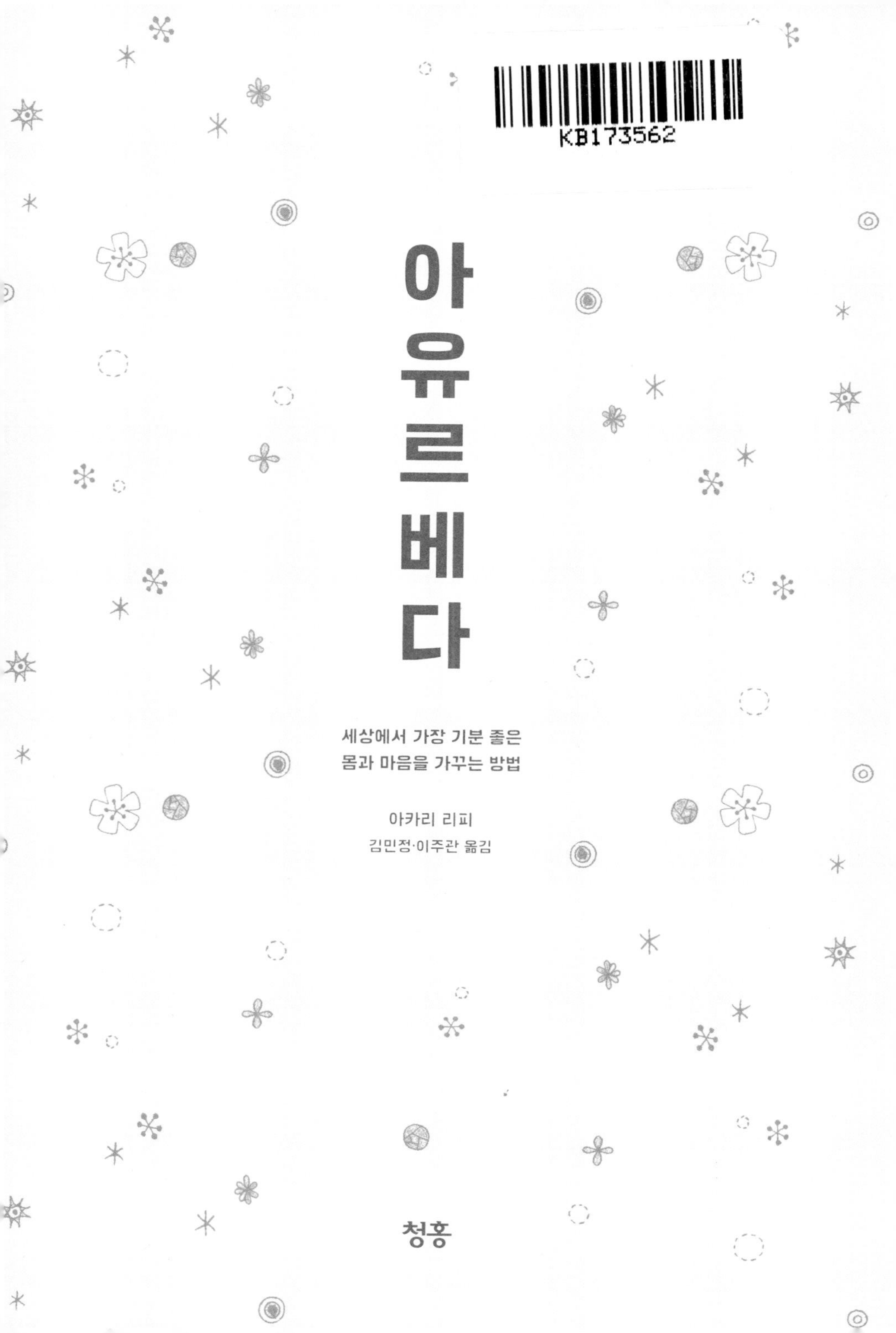

아유르베다

세상에서 가장 기분 좋은
몸과 마음을 가꾸는 방법

아카리 리피
김민정·이주관 옮김

청홍

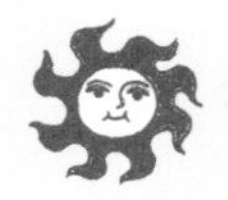

들어가는 글: 내 몸과 마음의 사용설명서를 알면 나 자신을 더 사랑하게 된다

'정보들은 너무 많은데, 정작 어떤 게 나에게 필요한 정보인지 모르겠어'

'내 몸과 마음이 정말로 원하는 게 뭔지 알고 싶어'

'다이어트, 피부 관리… 열심히 나 자신을 가꾸는데도 효과가 별로 없어. 나는 아무리 노력해도 안 되는 걸까?'

여러분들도 이런 생각을 해 보신 적 있나요?

저는 동양의학 중 인도 전통의학인 아유르베다 테라피스트 일을 하고 있습니다.

아유르베다란 약 5000년 전부터 사람의 육체, 정신, 영혼을 치유해 온 의학이자 건강증진법입니다. 지금도 본고장인 인도와 스리랑카에서는 정부로부터 의학으로 인정받아 공적 보험 혜택이 적용되고 있지요.

최근에는 인도, 스리랑카뿐만 아니라 미국, 유럽 등지에서도 아유르베다는 효과적인 홀리스틱의학(Holistic; 인간이 몸, 마음, 영성 등 전체로 이루어져 있다고 보고, 자연치유력을 향상시켜 생명이 본래 가지고 있는 힘으로 치유하는 것을 목적으로 삼는 의학)으로 근래 특히 주목받고 있습니다.

우리나라에서는 안타깝게도 아직 의학으로 인정받지는 못하고 있지만, 마사지나 뷰티테라피의 하나로써 인기를 얻고 있습니다.

제가 아유르베다와 만나게 된 것은 IT 대기업에서 영업 업무를 담당하던 무렵이었습니다. 당시는 제가 지금보다 몸무게가 13kg이나 더 나갔고, 저체온에 변비도 심했으며, 하체 비만에 상체는 빈약했습니다. 이런 콤플렉스를 극복하려고 온갖 건강법, 운동법, 식사법, 마사지법을 시도했지만 기대한 만큼의 성과는 얻을 수 없었습니다….

"배운 대로 했는데, 왜 변화가 없는 걸까?" 이런 의문을 품은 채 늘 최신 미용법이나 다이어트법을 시도해보고는 다시 낙담하기를 반복하면서 답답한 마음에서 벗어날 수가 없었습니다.

그때 한 권의 책과 만나게 되었습니다. 바로 '아유르베다!'

저는 속전속결을 좋아하고 실제로 도움이 되는 것을 선호하는 편인데, 아유르베다는 그야말로 '효율적인' 건강법이었습니다.

왜 효율적일까요? 그 열쇠는 바로 아유르베다의 핵심적인 사고방식에 있습니다.

이는 **개인 한 명 한 명의 체질에 맞춰, 가장 효과적인 접근을 한다는 개념**입니다. 아유르베다는 음식이나 생활 습관까지도 그 사람에 맞게 제안합니다.

식물을 키워본 적이 있는 사람이라면 알 것입니다. 식물은 그 종류에 따라 주는 물의 양과 빈도가 달라집니다. 사실 이는 인간에게도 똑같이 적용됩니다.

본래 개인에 따라 필요한 물의 양, 식사량, 종류는 모두 다릅니다. 그런데 대부분의 건강법은 '물을 2리터 마시면 좋다' 라든가 '유산균을 먹으면 좋다' 등등 단 하나의 건강법이 모든 사람에게 적용되는 것처럼 설명합니다. 그 결과, 좋아지는 사람도 있지만, 전혀 좋은 결과를 얻지 못하는 사람도 많습니다.

각 개인에 맞는 방법을 제안한 것이 아니므로 당연한 결과이겠죠.

그때가 되어서야 저는 깨닫게 되었습니다. 당시는 건강에 좋다고 믿고 열심히 매일 아침 먹었던 음식이 내 체질에는 맞지도 않았을뿐더러 오히려 체내에 독소를 만들고 있었던 것입니다.

사람은 모두 타입이 다르며, 각자에게 맞는 생활 방식을 적용하지 않으면 원하는 상태에 도달할 수가 없다는 사실을 알게 된 후부터는 내 체질에 맞지 않는 것을 하나씩 버리고, 내 체질에 맞는 것을 하나씩 늘려나가기 시작했습니다.

그러자 지금까지 건강에 좋다고 생각했던 음식이 사실은 나에게 맞지 않았던 것이었을 뿐만 아니라, 그렇게 많은 돈을 투자했던 미용 관리, 화장품, 보정 속옷도 다 쓸데없는 것이었다는 사실을 깨닫게 되었습니다.

그러고 나서 좀더 깊이 공부해야겠다고 결심한 저는 영국 아유르베다컬리지에 입학했고, 졸업 후에는 본고장인 스리랑카로 건너가 현지에서 아유르베다 의사 밑에서 일하며 경험을 쌓았습니다.

현지에서 생활에 밀착된 아유르베다를 경험하면서 아유르베다의 세계에 점점 더 매료되었고, 동시에 그 기법을 현대를 사는 바쁜 현대인에게도 적용해야겠다는 생각에 귀국을 결심하게 되었습니다. 귀국 후에는 강좌와 세미나를 통해 아유르베다를 가르치고 있습니다.

지금까지 2,000명이 넘는 사람들에게 체질 진단과 카운슬링을 해오면서 알게 된 것은 그 사람들도 나와 마찬가지로 수많은 미용법, 건강법을 시도했지만 기대했던 만큼의 결과가 나오지 않아 자신감을 잃어버렸다는 것입니다.

그런데 이 책에서 제가 전해드리는 방법을 시도한 결과, 한 달도 지나지 않아 좋지 않았던 몸과 마음의 상태가 개선되었을 뿐만 아니라, 날씬해지고 피부가 좋아졌으며 배변 활동이 개선되고 탈모가 줄어드는 등 많은 반가운 결과를 얻게 되었습니다. 그것도 힘든 운동이나 식사 제한 없이!

그 비결이 과연 무엇일까요?

이는 역시 아유르베다의 기본인 **'외부로부터 정보를 얻는 것이 아니라 먼저 나 자신을 아는 것'**입니다.

정말 그게 전부냐고 묻는 사람이 있을지도 모르겠습니다. 그런데 정말 그게 전부입니다.

나 자신을 제대로 알고 있는 사람은 사실 그리 많지 않습니다. 아니, 나 자신을 아는 것에 관심이 있는 사람이 적다고 말하는 편이 정확할지도 모르겠습니다.

몸의 반응은 전부 다른데, 같은 음식을 먹고 같은 효과가 나올 거라고 믿으며, TV에서 어떤 음식이 좋다고 하면 무턱대고 사신 경험이 있나요?

앞에서도 말했듯이 동양의학 아유르베다에서는 '개인이 타고난 성질의 차이'를 대단히 중요하게 생각합니다.

제가 일했던 스리랑카의 아유르베다 전문시설에서도 유럽에서 오신 여행객이 늘 말했던 점이 '서양의학은 증상에 따라 약을 처방하지만, 아유르베다는 같은 증상이라도 사람에 따라 처방하는 약이 다르다는 사실에 놀랐다'는 것이었습니다.

아유르베다와 서양의학에서 크게 다른 점 중 하나가 바로 그 점입니다. 사람이 10명 있다고 하면, 어떤 약이 잘 듣는 사람도 있지만, 오히려 악화되는 사람도 있습니다. 소화력이 강한 사람도 있지만 약한 사람도 있습니다. 이처럼 개인의 차이를 고려했을 때 비로소 그 사람에게 맞는 효과적인 치료가 가능해지는 것입니다.

즉 나 자신을 아는 것은 '나에게 지금 무엇이 필요한가'를 아는 것이라고 할 수 있습니다.

다른 사람에게 효과가 있다고 해서 나에게도 반드시 맞는 방법이라고는 할 수 없습니다. 때로는 역효과가 나타날 때도 있습니다. 유행한다고 무엇이든 무턱대고 시도하는 등 외부의 정보에 의존하면 점점 자신의 감각을 알 수 없게 됩니다.

그렇지 않아도 현대사회는 정보가 넘쳐납니다. 많은 사람이 매일 끊임없이 흘러나오는 새로운 정보의 홍수에 지쳐 있습니다.

바쁜 일상 속에서 자신에게 정말로 꼭 필요한 것만 신중하게, 그리고 여유롭게 받아들이면 좋겠습니다.

우선 지금 하고 있는 것들 중에서 나에게 필요 없는, 쓸데없는 것을 멈추는 것부터 해보세요. 그리고 일상생활 속에서 본래 나 자신이 가지고 있는 자연치유력을 회복시켜, 꼭 필요한 것만 남기는 것입니다.

이렇게 하면 나 자신이 가지고 있는 '센서'를 발전시킬 수 있습니다.

아유르베다는 몸과 마음을 모두 바로잡아 줍니다. 나의 몸과 마음을 배라고 한다면, 어떤 환경에 놓여도 자신의 의지로 키를 조정할 수 있을 것입니다. 이는 지금까지 맛보지 못했던 기분 좋은 느낌입니다.

이 책에서는 지금까지 축적된 나쁜 생활 습관, 다른 사람들한테서 들은 이야기, 어딘가에서 읽은 이야기와 같은 '외부로부터의 정보'를 한 꺼풀씩 벗겨내서 지식과 마인드를 리셋시켜 줍니다. 그리고 불필요한 생각과 나에게 맞지 않는 습관에서 벗어나게 하여 자신이 타고난 본래의 모습과 만나고 매력을 꽃피우는 방법을 소개합니다. 그야말로 효율적이면서 세상에서 가장 기분 좋은 몸과 마음을 가꾸는 방법입니다.

진정한 당신은 어떤 모습인지, 어떤 생활 방식이 기분 좋게, 그리고 자신답게 살아가는 것인지 이 책을 통해 꼭 발견해내길 바랍니다. 그래서 여러분 자신을 더 사랑하게 되고, 매일매일 한층 더 즐거워졌으면 좋겠습니다.

아키리 리피

CONTENTS

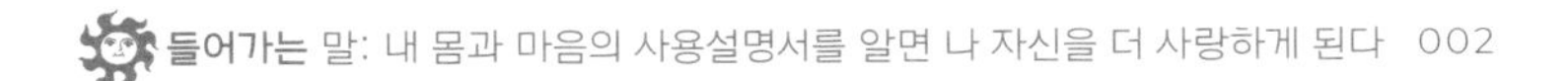

들어가는 말: 내 몸과 마음의 사용설명서를 알면 나 자신을 더 사랑하게 된다 002

제1장 아름다워지는 지름길은 나 자신을 아는 것!

- 몸과 마음의 균형이 만들어 내는 아름다움 016
- 나의 체질 알아보기 020
  —— 타고난 체질은 모두가 다를까? 022
- 아름다운 사람은 타고난 성질이 다른 사람보다 뛰어날까? 024
  —— 식사 개선이 성공하지 못하는 이유 025
- 야생감각을 되찾자! 027
  —— 아름다움과 건강은 무턱대고 믿는 습관을 알아차리는 것에서 시작된다 028
- 당신의 욕구는 진짜 욕구가 아니다 031
- 다이어트가 실패하는 진짜 이유 035
- 독소가 쌓이지 않는 사람은 어떻게 해야 독소가 쌓이지 않는지 알고 있다 036

제2장 '몸을 바로잡다'— 나 자신을 사랑하는 케어

행복해지는 유일한 길은 자기 자신을 둔화시켜서 채우는 것 039

주변 사람들을 위한다면, 먼저 나의 내면부터 채워주기 041

외관, 몸속 그리고 마음을 한 번에 케어하기 042

아유르베다식 10가지 리셋 044

① 아침에 일찍 일어나 차분한 정신으로 하루 시작하기 046

— 일찍 일어나는 팁 050

② 소녀 같은 분홍빛 혀 가지기! 051

— 혓바닥 닦는 팁 054

③ 기상 후 따뜻한 물 한 잔으로 변비·냉증·칙칙한 피부로부터 탈출하기! 057

— 따뜻한 물 마시는 팁 060

④ 오일 풀링으로 질병·구취·팔자주름 방지하기 062

— 참기름으로 하는 오일 풀링 065

— 가글용 오일 및 마사지 오일의 가열 처리 방법 067

⑤ 아침 환기를 통해 방안의 기운 북돋아 주기 068

— 아유르베다식 '환기'의 포인트 071

⑥ 아침에 몸을 움직여 경직된 사고와 응어리 리셋하기 073

— 태양 예배 자세 080

⑦ 코 세척으로 명료한 사고력 갖기 082

— 코 세척 팁 085

⑧ 참기름 마사지로 웬만한 고민거리 해결하기 088
—— 오일마사지 팁 093
—— Step 1 발바닥 마사지 098
—— Step 2 귀 마사지 100
—— Step 3 머리 마사지 102
⑨ 목욕으로 하루의 피로와 더러움 씻어내기 113
—— 입욕 팁 116
⑩ 영원한 젊음의 비결, 기도하기 120

제3장 '마음을 바로잡다'—— 젊어지는 행동의 장수약
아유르베다로부터 배우는 행복하게 사는 법

스트레스와 집착을 버리면 면역력이 향상되어 젊어진다! 130
팩트를 말하다(솔직) 133
분노는 여성을 노화시킨다 139
—— 분노를 진정시키는 세 가지 방법 142
다른 사람에게 상처를 주지 않으면 적이 없다 145
—— 나도 상대방도 상처 주지 않으며 살아가기 148
자선활동을 하면 인생이 풍요로워진다 152
공간을 정화하면 필요한 것들이 자연스럽게 모이는 인생을 만들 수 있다 161

배움은 아름다움과 마음의 풍요를 키운다 165
억지 미소라도 상관없다! 웃으면 면역력이 향상된다 170
—— 무재칠시 176
훔치지 않으면 필요한 것은 나를 향해 오게 되어 있다 177
옷은 당신의 마음을 반영하는 거울 183
—— 무엇을 입느냐에 따라 인생이 달라진다 184
명상으로 그날그날의 피로를 리셋하여 긴장 풀어주기! 188
—— 명상에 도전하기! 191

제4장 식사는 약이 되기도 하고 독이 되기도 한다

식사에서 중요한 것은 내 몸의 소리를 듣는 것 198
—— 미소화물이 쌓이지 않는 섭생법 202
마음을 흐트러뜨리는 식사·마음을 채우는 식사 211
—— 식사가 마음에 끼치는 영향 215
'~ 하면 안 돼'가 아닌 '균형 잡기' 217
자연과 조화로운 생활이 가장 아름다운 자세를 만들어준다 219

나가는 말: 아유르베다란 행복하고 건강한 인생을 오래 살아가기 위한 지혜 221

부록

당신에게 맞는 생활 습관을 찾아주는 아유르베다 체질 진단표

- 자신의 성질을 알면 인생이 바뀐다 226
- 인간의 몸을 자연환경에 비유하다 227
  - ── 새 타입 체크 230
  - ── 호랑이 타입 체크 231
  - ── 바다표범 타입 체크 232
- 타입 진단 233
- 당신의 차입은
  - ── 새 타입 234
  - ── 호랑이 타입 238
  - ── 바다표범 타입 242
  - ── 새 × 호랑이 복합 타입 247
  - ── 새 × 바다표범 복합 타입 249
  - ── 호랑이 × 바다표범 복합 타입 251
  - ── 우주인 타입 254

제1장

아름다워지는
지름길은
나 자신을
아는 것!

몸과 마음의 균형이 만들어 내는 아름다움

왠지 모르게 기분이 울적하고 기운이 없을 때가 있나요?

경제적인 여건이나 하고 있는 일이 불안정할 때, 혹은 최근 재택 근무가 늘어나 친구와 함께 보내는 즐거운 시간 등이 줄어들면서 몸과 마음의 균형이 무너지는 사람들이 눈에 띄게 많아졌습니다.

19페이지의 그림을 보면 알 수 있듯이, 아유르베다에서는 인간의 생명은 육체, 정신, 감각기관, 영혼의 네 가지 기둥으로 이루어져 있다고 보며, 이 네 가지가 서로 도움을 주면서 생명을 이루고 있다고 생각합니다. 또한 이 네 가지 중에 하나라도 균형이 무너지면 다른 부분에까지 영향을 주어 조화가 무너진다고 봅니다.

그뿐만 아니라 육체와 정신은 각각 에너지의 균형을 바탕으로 기능을 하고 있습니다.

육체는 도샤(Dosha, 원천적인 생명력, 체질)라고 불리는 세 개의 생명 에너지의 작용으로 기능을 발휘합니다. 세 가지 생명 에너지는 〈공간(空) 요소와 바람(風) 요소로 이루어지는 바타(Vata)〉, 〈불(火)

요소와 물(水) 요소로 이루어지는 피타(Pitta)〉, 〈물(水) 요소와 흙(土) 요소로 이루어지는 카파(Kapha)〉입니다.

바타, 피타, 카파는 산스크리트어입니다. 산스크리트어를 그대로 사용하면 기억하기가 '어렵다고 하는 사람들이 많아서' 저는 이 세 가지 도샤를 각각의 특징에 따라 〈바타-공간(空), 바람(風)〉은 새[鳥]에너지, 〈피타-불(火), 물(水)〉는 호랑이[虎]에너지, 〈카파-물(水), 흙(土)〉은 바다표범에너지라고 부릅니다.

원래 누구나 이 3가지 에너지를 모두 가지고 있으며, 3가지 가운데에 1가지 혹은 2가지가 우세한데, 바로 그 우세한 에너지가 여러분의 체질이 되는 것입니다.

하지만 그중 1가지가 너무 지나치면 컨디션이 무너지거나 몸이 아프기도 합니다. 인간의 육체는 이 3가지 생명 에너지가 균형 있게 활동해야 건강한 상태를 유지합니다.

내가 어떤 체질에 속하는지는 책 뒤쪽의 부록에 있는 '체질진단표'로 체크할 수 있습니다. 3가지 에너지 가운데에 어떤 에너지가 우위에 있는지, 어떤 체질인지에 대한 해설도 나와 있으므로 체크해 보기 바랍니다.

한편, 정신은 사트바(Sattva, 순수성(純粹性)), 라자스(Rajas, 격성(激

性)), **타마스**(Tamas, 둔성(鈍性, 비활동성)) 등 3가지 성질 중 어딘가로 항상 흐르게 되어 있습니다. 또한 천칭(天秤)이 균형을 이룰 수 있도록 우리의 정신은 '사트바'가 작동할 때 건강하게 기능을 하고 있다고 할 수 있습니다.

마지막은 인간의 몸입니다. 인간의 몸은 육체와 정신이 균형을 이루고 있을 때 가장 건강한 상태가 되며, '소화력' 즉 아그니(Agni)가 잘 작동할 수 있습니다. 아그니란 산스크리트어로 '소화력', '소화의 불'을 말합니다.

우리 몸속에서 문의 역할을 담당하는 소화력(아그니)이 작동을 하지 못하면 음식물의 소화 흡수가 제대로 이루어지지 않습니다. 음식물의 잔여 가스가 미처 소화되지 않은 상태가 되면서 '아마(Ama)'라고 불리는 독소가 발생합니다. 이 독소가 모든 병의 원인이 되는 것입니다.

즉, 마음과 몸이 건강하고 아름다운 상태를 유지하려면 다음 3가지가 대단히 중요합니다. **첫째 4가지 기둥인 '육체, 정신, 감각기관, 영혼'이 모두 건강해야 하고, 둘째 육체와 정신의 균형을 이루어야 하며, 셋째 소화력이 강해서 독소가 쌓이지 않아야** 합니다.

〚 Life ~생명의 균형~ 〛

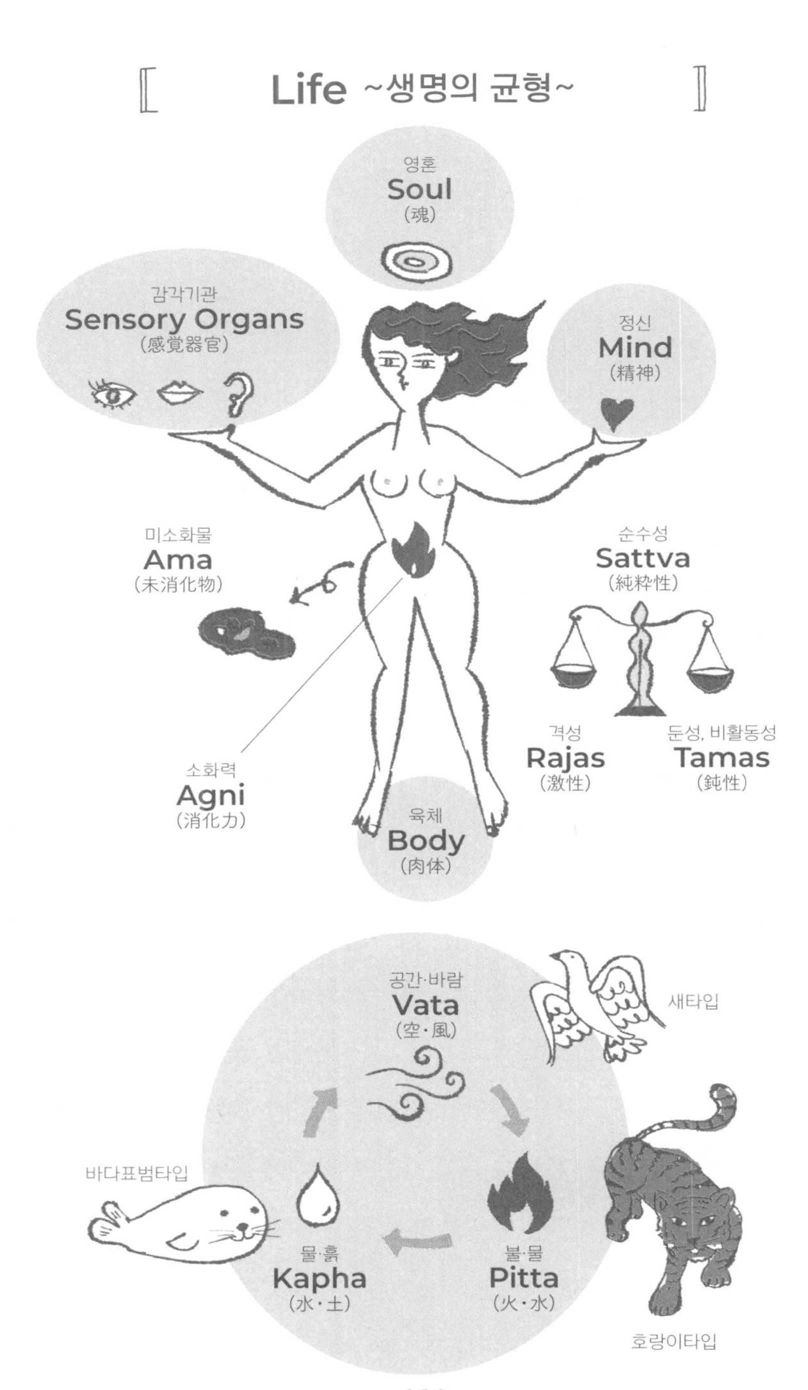

영혼
Soul
(魂)
감각기관
Sensory Organs
(感覚器官)
정신
Mind
(精神)
미소화물
Ama
(未消化物)
순수성
Sattva
(純粋性)
격성
Rajas
(激性)
둔성, 비활동성
Tamas
(鈍性)
소화력
Agni
(消化力)
육체
Body
(肉体)
공간·바람
Vata
(空・風)
새타입
바다표범타입
물·흙
Kapha
(水・土)
불·물
Pitta
(火・水)
호랑이타입

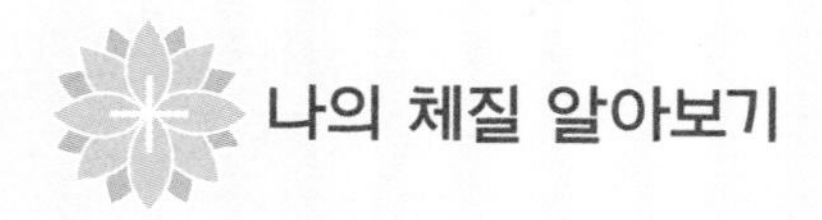

나의 체질 알아보기

"어떤 화장품을 쓰면 좋을까요?"라는 질문을 자주 받습니다.

저는 지금까지 실제로 많은 화장품과 영양보조식품을 사용해 보면서 연구를 하고 있는데, 사실 중요한 것은 "무엇을 더 보충할까?"가 아닙니다. 사실 몸과 마음에 필요한 것은 **'불필요한 것을 몸밖으로 배출시키는 것'**, 즉 덧셈이 아니라 뺄셈을 해야하는 것이죠.

인도 속담에 '천을 염색하려면 먼저 천을 새하얗게 깨끗이 빨아야 한다'는 말이 있습니다. 즉 아무리 좋은 음식을 먹고, 화장품으로 꾸민다 한들 몸속이 더럽혀져 있다면 소용이 없다는 뜻입니다.

자신이 먹는 음식에 신경을 쓴다는 사람들도 방심은 금물입니다. 보통 우리 몸은 상상 이상으로 많은 독소를 몸속으로 집어넣고 있습니다. 정크 푸드, 알코올, 간접흡연을 비롯해서 자외선, 채소에 묻어 있는 농약, 하늘 위를 나는 비행기에서 떨어지는 중금속, 청색광, 대기오염 등 우리들의 생활은 몸에 스트레스를 주는 물질로 넘쳐납니다. 영양가 있는 음식이라도 과식을 하면 우리의 몸은 흡수할 수가 없어 소화불량을 일으키거나 독소를 만들게 됩니다. 이렇게 우리 몸속에 들어오거나 몸속에서 발생한 독소는 혈관을 타고 온몸을 돌아 혈관과 림프를 막히게 하거나 영양의 흡수를 방해하여 건강한 몸을 만드는 것을 방해합니다.

제 수업을 듣는 학생 중에는 "가르쳐주신 건강법을 실천했더니 화장품을 쓰지 않고도 건조했던 피부가 좋아졌다"고 말하는 사람들이 많습니다. 이는 몸속의 독소가 배출되어 음식물로부터 섭취한 영양소가 온몸을 돌아 충분히 흡수되었기 때문입니다.

가령, 배수구 안을 청소할 때 배수구가 머리카락으로 막혀 있다면 세제를 부어도 안쪽까지 도달할 수 없겠죠. 하지만 머리카락을 제거하면 안쪽까지 세제가 들어가 깨끗하게 청소할 수 있습니다. 우리 몸속도 마찬가지입니다. 먼저 더러운 것을 제거해야 영양분이 온몸에 침투할 수 있게 됩니다.

체질 개선을 하고 싶다면 먼저 무엇을 더 보충할까가 아니라 이미 축적되어 있는 '불필요한 쓰레기'를 배출하는 것이 최우선 과제인 것입니다.

타고난 체질은 모두가 다를까?

아유르베다에는 타고난 체질을 나타내는 **'프라크리티**(Prakrti)'라고 하는 개념이 있습니다.

프라크리티는 '자연'이라는 뜻을 가진 산스크리트어로, 각 개인이 태어났을 당시의 '자연스러운 상태'를 가리키며, 이는 태어난 후로 죽을 때까지 바뀌지 않습니다.

어떤 마음과 몸의 성질을 가졌는지는 프라크리티로 어느 정도 결정이 됩니다.

책 뒤쪽의 부록에서 자세히 설명하겠지만, 각각의 타입에 따라 맞는 음식도 다르며 체질도 달라집니다.

예를 들어, 나는 태생적으로 피부가 민감해서 염증이 쉽게 생기는 피타(불(火)) 타입인데, 이를 알기 전에는 피부가 좋은 사람들이 하는 피부 관리를 똑같이 따라 하면 피부가 좋아질 거라고 믿었습니다. 하지만 피부가 좋은 친구가 사용하는 고가의 화장품을 써도 전혀 좋아지지 않았습니다. 그러다가, 아유르베다를 통해 나의 프라크리티에 맞는 생활방식을 실천했더니 여드름도 잘 안 생기고, 화장품을 쓰지 않아도 피부에 윤기가 돌게 되었습니다.

체형도 마찬가지입니다. 무턱대고 식사 제한을 하는 것이 아니라 나의 성질에 맞는 음식을 먹었더니 부기가 빠지면서 얼굴과 몸이 가뿐해졌습니다. 이를 통해 나에게 맞는 방법을 꾸준히 실천하면 확실하게 효과가 나타난다는 것을 깊이 실감하게 되었습니다.

요즘은 유전자 검사키트를 사용하면 자신이 쉽게 살이 찌는 타입인지, 쉽게 살이 빠지는 타입인지, 어떤 음식을 먹으면 쉽게 살이 찌는지, 어떤 병에 잘 걸리는지 등을 알 수 있습니다.

아유르베다의 프라크리티는 유전자 정보라고 생각하면 쉽게 이해할 수 있습니다.

아름다운 사람은 타고난 성질이 다른 사람보다 뛰어날까?

프라크리티는 태어나서 죽을 때까지 바뀌지 않습니다.

이렇게 설명하면 "살이 잘 빠지고 피부가 좋은 것이 타고나는 거라면 그런 성질을 가지고 태어나지 않은 저 같은 사람은 그냥 포기해야 하는 건가요?"라고 묻는 사람이 있을지도 모르겠습니다.

물론 절대로 그렇지 않습니다. 또 한 가지 정말 중요한 개념을 설명해 드리겠습니다.

앞에서 프라크리티는 유전자 정보의 개념과 비슷해서, 선천성 질병이나 컨디션 난조는 바뀌지 않는다고 설명했는데, 사실 사람의 체형과 알레르기 증상, 질병의 발병 여부는 노력 여하에 따라 어느 정도 달라질 수 있습니다.

유전적인 요인에 따른 사람의 성격, 체형 그리고 질병의 발병 위험은 30%에 이른다고 합니다. 즉 나머지 70%는 후천적으로 몸에 익힌 생활 습관과 평소에 먹는 음식, 연령에 따른 변화 등, 태어난 후 어떻게 보내느냐에 따라 달라지는 것입니다.

산스크리트어에서는 이처럼 후천적으로 몸에 익힌 심신의 상태를 '이상(異常)'이라는 뜻을 가진 '비크리티(Vikrtis)'라는 말로 표현합니다. 이 책에서는 기억하기 쉽게 '악습관(惡習慣)'이라고 부르겠습니다.

아름답고 건강하게 그리고 젊게 살아가기 위해서는 자신의 비크리티를 알고, 자신의 타고난 성질(프라크리티)을 아는 것 그리고 악습관(비크리티)을 개선해 나가는 두 가지 접근이 필요합니다.

식사 개선이 성공하지 못하는 이유

'개인의 체질에 맞는 방법을 적용할 수 있다'는 것이 아유르베다의 강점인데, 한 가지 더 주의해야 할 사항이 있습니다. 그것은 바로 **'머리로 생각하지 않기'** 입니다.

세상에는 많은 건강법, 다이어트법이 존재합니다. 누구나 쉽게 성공할 수 있다면 좋겠지만, 성공하는 사람은 극히 일부에 지나지 않습니다.

건강법의 근본적인 문제는 사람들이 '정보를 얻는' 것에만 열심이고 '자신의 감각'에는 주의를 기울이지 않는다는 데 있습니다.

전문가의 의견, 매스 미디어에서 얻은 정보, 칼로리 계산, 건강식품과 다이어트 식품 등의 정보에 의존해서 음식을 머리로만 생각하면 설령 그 정보들이 자신과 맞지 않을 때도 잘못되었다는 사실을 알아차리기가 쉽지 않습니다.

아유르베다는 세세한 것을 계산하거나 기억하는 것이 아닙니다. 오히려 반대로 자신의 육체, 정신, 감각기관의 반응과 변화를 관찰하고, 그 판단에 의존하는 것이 필요합니다.

왜냐면 **우리 몸은 자연의 일부이고, 자연이 늘 변화하듯이 우리 몸도 늘 변화하기 때문**입니다.

몸 상태가 계절과 연령, 컨디션에 따라 바뀌는데, 몸이 보내는 소리를 듣지 않고 머리로만 생각해서 '이건 먹어야 해' '저건 먹으면 안 돼'라고 단정 지으면 '지금 나에게 정말 필요한 것'을 선택할 수 없게 됩니다.

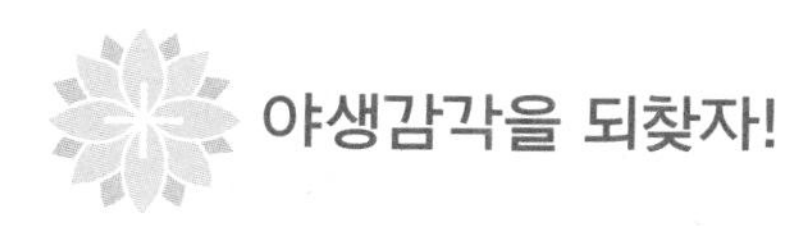

야생감각을 되찾자!

인도에서 코끼리를 돌보는 사람은 코끼리가 병에 걸리면 숲으로 데려간다고 합니다. 왜냐면 코끼리는 숲속에서 필요한 약초나 식물, 항생 물질을 포함한 점토(粘土)를 스스로 찾아서 먹기 때문입니다.

이와 마찬가지로 다른 많은 야생 동물도 컨디션이 좋지 않거나 병에 걸리면 스스로 자연 속에서 필요한 식물을 찾아내서 먹습니다.

본래 인간에게도 이런 능력이 있습니다. 최근에는 한약을 복용하는 사람이 많은데, '병이 나아가면서 점점 맛이 없어 약을 먹기가 힘들다'는 말을 자주 듣습니다. 이는 부족했던 영양분을 충분히 섭취했기 때문이겠죠.

이처럼 본래 생물은 자신에게 좋은 것과 나쁜 것을 미각과 후각을 이용하여 식별할 수 있는 능력을 갖추고 있습니다.

하지만 현대를 살아가는 우리는 정크 푸드와 첨가물이 잔뜩 들어간 도시락과 반찬, 각종 튀긴 음식과 술처럼 아무리 생각해도 몸에는 좋을 수가 없는 음식을 많이 먹습니다.

간편해서 중독성(中毒性)이 있는 이런 음식들을 계속 먹는 것은 본래 가지고 있는 정상적인 미각 센서를 망가뜨리는 일이라고 생각합니다.

아름다움과 건강은 무턱대고 믿는 습관을 알아차리는 것에서 시작된다

산스크리트어로 '프라갸프라다'라는 말이 있습니다.

프라갸는 지성, 프라다는 무너짐, 흐트러짐이라는 뜻으로, 프라갸프라다는 '무너진 지성'이라는 의미가 있습니다.

좀더 자세하게 설명해볼까요?

아유르베다의 근저에 있는 인도철학에서는 인간은 본래 태어나기 전부터 우주의 심리와 법칙을 모두 알고 있다고 보고 있습니다. 이것이 프라갸, 즉 지성입니다.

사람은 생각을 하면 할수록 구하려는 답에서 더 멀어집니다. 나이를 먹으면서 원래 알고 있던 예지(叡智)를 알 수 없게 되는 것이 지성의 무너짐, 프라갸프라다입니다.

가령, 스무 살이 되어 처음 술을 마셨을 때는 맛있다는 생각이 들지 않는데, 주변의 분위기를 따라 마시다 보면 점점 맛있게 느껴질 때가 있습니다.

이것은 원래 '술은 내 몸에 필요하지 않아'라는 사실을 알고 있기 때문에 맛을 받아들이지 않았는데, 주변에서 다들 마시니까 분명 맛있을 거라고 믿고 원래 몸이 받아들이지 않았던 맛을 원하게 되는 것과 같습니다.

또한 어렸을 때 이미 배가 부른데도 부모로부터 '음식을 남기면 안 돼'라는 말을 듣고 억지로 음식을 먹다 보면 진정한 포만감을 알 수 없게 되는 것도 프라갸프라다라고 할 수 있습니다.

저 자신도 친구가 아침 식사로 요구르트를 먹는 것을 보고 무심코 따라서 요구르트를 먹은 적이 있습니다. 사실 아침에 먹는 요구르트는 소화하기에도 너무 무겁고, 몸도 차가워져서 제 몸에 맞는 음식은 아니었습니다. 그래서 요즘은 요구르트는 되도록 낮 시간에 먹습니다.

이처럼 우리의 일상생활을 들여다보면 상품의 광고나 사람들이 하는 말을 듣고 '내 몸에 좋은 것이라고 무턱대고 믿는 습관'이 만

연해 있습니다.

지성의 무너짐(프라갸프라다)은 먹는 방법이나 습관뿐만 아니라 인생 전반에 영향을 끼칩니다.

예를 들어, '자신이 뭘하고 싶은지 잘 모르는' 사람들이 꽤 많습니다. 하지만, 사실은 정말 하고 싶은 일은 있지만, 수입이나 세상의 이목, 부모나 친구들이 하는 말 때문에 '이 정도의 일은 해야 해'라든가 '안정된 직장에 들어가 돈을 벌어야 해'와 같은 가치관이 심어져 정작 자신이 하고 싶었던 일을 알아차리지 못하는 경우가 대부분입니다.

이렇게 정말로 하고 싶은 일을 포기하거나 혹은 참다보면 결국 자신이 무엇을 하고 싶은지를 볼 수 없게 되는 것입니다.

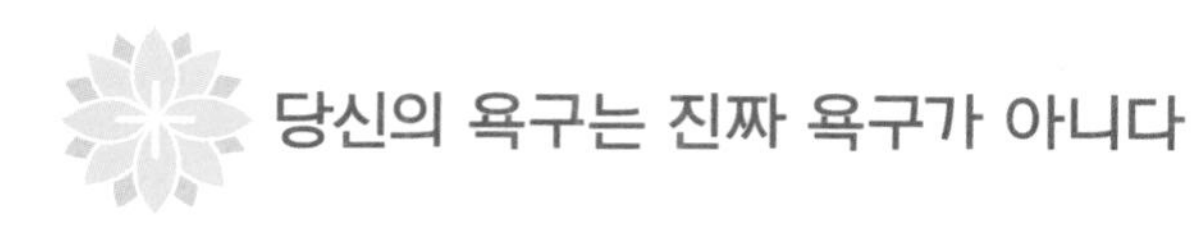

당신의 욕구는 진짜 욕구가 아니다

자신에게 무엇이 필요한지 알 수 없게 되는 '지성의 무너짐'은 사실은 뇌 구조에 있습니다.

'뇌피로(腦疲勞)'라는 말을 들어보셨나요?

일과 가사로 분주해 하루 일과를 마치면 피로가 물밀듯 밀려오는 것처럼, 우리의 뇌에도 피로가 축적됩니다. 그리고 그렇게 쌓인 뇌피로는 '자신에게 어떤 것이 잘 맞는 것인지'도 알 수 없게 만들고, '배가 고프지도 않은데, 뭔가를 먹고 싶게' 만드는 원인이 됩니다.

잠깐 뇌에 관한 이야기를 해볼까 합니다. 뇌는 크게 세 부분으로 이루어져 있습니다. 그중 하나가 대뇌신피질(大腦新皮質)입니다. 대뇌신피질은 인간의 뇌, 이성의 뇌라고도 불리는데, 오감을 통해 얻은 정보를 이용하여 분석하는 역할을 가지고 있습니다.

즉 대뇌신피질은 지성을 이용하여 '일을 마치려면 지금은 일을 해야 해'라든가 '다이어트 중이니 이건 먹으면 안 돼' 등등 이성적인 판단을 해서 그 정보를 뇌간으로 보냅니다(뇌간에 대해서는 뒤에서 설명하겠습니다).

대뇌신피질이라는 말에 '신(新)'이라는 글자가 들어있는데, 이것에도 역시 이유가 있습니다. 이는 인류의 발전 단계에서 '새롭게' 만들어진 이성적인 판단을 하는 부분의 뇌이기 때문에 '신(新)'이라는 글자가 들어간 것입니다.

한편, 인간이 이성적인 뇌를 발달시키기 이전부터 있었던 소위 대뇌구피질(大腦旧皮質, 대뇌변연계)이라는 부분이 있습니다.

대뇌구피질은 본능의 뇌, 동물의 뇌라고도 불리는데, '먹고 싶다' '자고 싶다'와 같은 동물의 본능적인 욕구를 관장합니다. 그리고 이처럼 인간의 뇌 = 대뇌신피질과 동물의 뇌= 대뇌구피질 사이에서 중개역할을 하는 것이 간뇌(間腦)라고 불리는 부분입니다. 말 그대로 대뇌신피질과 대뇌구피질의 '사이'에서 양쪽으로부터 자극을 받습니다.

대뇌신피질로부터는 '~는 하면 안 돼' '~는 꼭 해야 해'와 같은 명령이 오며, 대뇌구피질은 '~가 하고 싶어'와 같은 명령을 내보냅니다. 각각의 명령을 이성에 따라 판단하게 되는데, 정보가 너무 많으면, 중간에 있는 간뇌는 어떤 명령을 따라야 할지 알 수가 없어 혼란에 빠지고 지치게 됩니다.

이것이 바로 '뇌피로'의 정체입니다. 간뇌에는 식욕을 관장하는 '식욕중추'와 자율신경을 관장하는 '자율신경중추'가 있습니다.

자율신경에는 교감신경과 부교감신경이 있는데, 이 두 개가 균형 있게 기능을 수행하면 소화, 대사, 배설과 같은 기능이 정상적으로 이루어집니다.

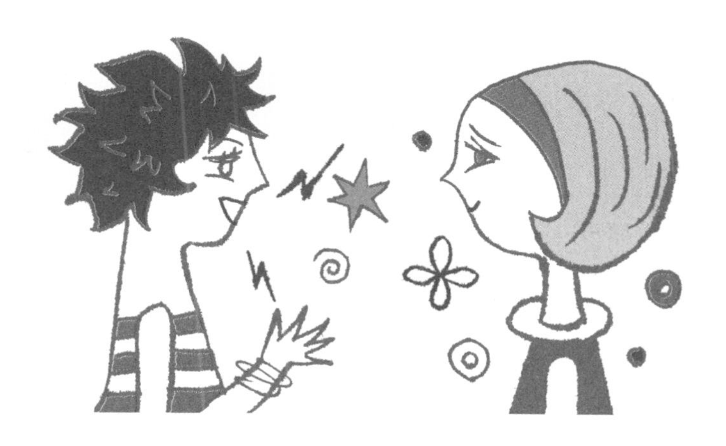

자율신경이 흐트러지면 자율신경이 콘트롤하는 배설 기능이나 소화 기능에 이상이 생겨 배설과 소화에도 문제가 발생합니다. 문제는 여기서 끝나지 않습니다.

간뇌는 오감을 관장하는 중추입니다. 즉 뇌피로가 생기면 오감에도 이상이 발생합니다.

오감 중에서도 특히 식생활과 관계가 있는 것이 미각의 이상입니다. 뇌피로로 인해 미각에 문제가 생기면, 단 음식을 웬만큼 많이 먹지 않는 한, 달아서 맛있다는 생각이 들지 않으며, 자극이 강한 음식을 선호하게 됩니다.

또한 식욕중추가 정상적으로 기능을 하지 않게 되어, 아무리 먹어도 배가 고프다고 느끼게 됩니다.

이런 뇌피로가 무심코 몸에 안 좋은 정크 푸드를 찾거나 배가 부른데도 또 음식을 먹는 행동 이상의 정체입니다.

다이어트의 대적인 스트레스로 인한 '폭식'은 과도한 스트레스가 뇌피로를 유발한 결과 오감 이상과 만복중추의 기능 저하가 일어나 과식에 이르는 원리입니다.

다이어트가 실패하는 진짜 이유

여기에서 주목해야 하는 것은 다이어트에는 '당질 제한' '칼로리 제한' '격한 운동의 강조' 등 스트레스를 유발하는 요소가 많다는 것입니다.

뇌피로는 '안 하면 안 돼'와 '하기 싫어' 사이의 갈등에서 생겨납니다. 즉 많이 참아야 하는 다이어트법은, 늘 뇌피로로 인한 미각이상(味覺異常), 식욕이상(食慾異常)과의 싸움을 동반한다는 점입니다. 이렇게 다이어트를 하면 무조건 요요가 생길 수밖에 없습니다.

그래서 더욱 나 자신을 기분 좋게 만드는 다이어트법과 건강법을 적용해야 합니다.

아유르베다식으로 도전한 사람들의 이야기를 들어보면 '해야 할 것은 많지만 기분이 좋아 자연스럽게 지속할 수 있었다'는 사람이 많습니다.

참는 것이 아니라 스트레스를 풀면서 자신의 성질에 맞는 생활 습관을 적용하는 것이 아유르베다식 미용법 그리고 건강법입니다.

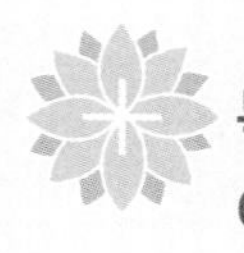

독소가 쌓이지 않는 사람은 어떻게 해야 독소가 쌓이지 않는지 알고 있다

체질은 사람마다 다르기 때문에 자신의 타입과 체질에 맞는 방법으로 몸과 마음을 가꾸는 것이 중요하다고 강조해왔습니다.

독소가 잘 쌓이지 않는 식습관, 생활 습관 그리고 독소를 리셋하는 방법을 알면, 컨디션이 잘 나빠지지도 않으며, 항상 건강하고 깨끗한 몸과 마음을 유지할 수 있습니다.

또한 몸과 마음에 스트레스가 쌓이지 않게 한다는 것은 뇌 피로를 리셋하여 과연 나에게 필요한 것은 무엇인지, 내 안의 소리를 잘 들을 수 있게 하는 것과도 연관이 있습니다.

자신의 성질에 맞게 식사하면 컨디션이 바로잡히며 오감도 예리해집니다. 몸에 안 좋은 화학첨가물이나 산화된 기름과 같은 맛에 민감해져서 맛이 없다고 느끼게 되면 자연스럽게 깨끗한 몸으로 돌아가게 됩니다.

이제 다음 장에서부터는 몸을 바로 잡는 아유르베다에 대해 말씀드리겠습니다.

제2장

'몸을 바로잡다' — 나 자신을 사랑하는 케어

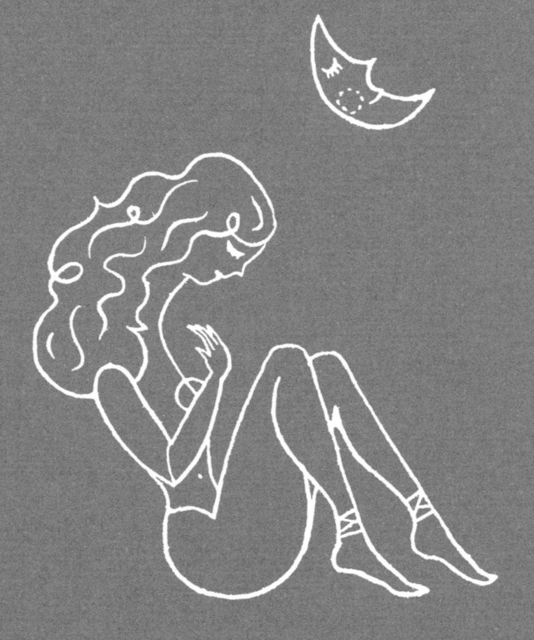

다른 사람의 과오,

다른 사람이 한 일, 하지 않은 일을

신경 쓰지 말라.

그저, 자신이 한 일,

하지 않은 일만 바라보라

부처

행복해지는 유일한 길은 자기 자신을 둔화시켜서 채우는 것

제가 평소 상담하는 사람 중 대다수가 일을 하거나, 자녀가 있어서 자기 자신을 위한 시간을 내기가 힘든 여성분들입니다.

그분들에게 압도적으로 부족한 것은 바로 '오롯이 자기 자신의 몸 그리고 마음과 마주하는 시간'입니다.

여성의 뇌는 멀티태스킹에 뛰어나다는 말이 있는데, 하루 종일 두 가지 혹은 세 가지 일을 동시에 하며 살아가는 사람들이 대부분입니다.

아침에 일어나면 머릿속에 하루의 업무 스케줄을 떠올리고, 꼭 해야만 하는 '투 두 리스트(To do list: 해야 할 일 목록) 때문에 부담을 느끼면서 아침을 먹고, 화장을 한 다음에 가사, 업무, 육아 등 잘 때까지 줄곧 '나 자신 이외의 누군가'를 위해 온 힘을 다해 애쓰면서 생활합니다.

그렇게 몇 년을 보내고 나면, 아무리 보람 있는 일도, 아무리 사랑스러운 자식이 곁에 있어도 '나는 무엇을 위해 살고 있는 걸까…. 이렇게 매일 쫓기듯이 살면 과연 행복해질까?'라는 생각이 드는 것도 무리가 아닙니다.

제가 가르쳐 드리는 아유르베다의 셀프 케어가 일하는 여성들에게 특히 사랑을 받는 이유는 두 가지입니다.

첫째, 자투리 시간에 할 수 있으면서 확실한 디톡스(독소 배출)가 가능하기 때문입니다.

대부분의 방법이 '다른 일을 하면서' 할 수 있기 때문에, 바쁜 생활 속에서도 무리 없이 지속할 수 있습니다.

두 번째 이유는 케어를 하는 것 자체가 자신의 몸, 그리고 마음과 오롯이 마주하는, 명상과 같은 시간이기 때문입니다. 오감을 집중시켜 자신의 몸에 닿으면, 몸속 깊은 곳에서부터 치유가 되는 것 같은 애정을 느끼게 됩니다.

남녀를 불문하고 어른이 되면 어린 시절에 받던 만큼의 애정을 다른 누군가로부터 받는 일이 줄어드는데, 하루에 한 번이든, 일주일에 한 번이든, 자신의 몸을 쓰다듬어 주면, 바쁜 일상 속에서 잊고 있던 자신이라는 존재의 사랑스러움을 떠올릴 수 있게 됩니다.

주변 사람들을 위한다면, 먼저 나의 내면부터 채워주기

셀프 케어의 중요성에 대해 말씀을 드리면 "그럴 시간이 어디 있어요?"라고 말씀하시는 분들이 계십니다. 물론 하는 일의 여건이나 자녀의 연령, 배우자의 도움 여하에 따라 정말로 시간이 없는 분들도 있을 것입니다.

하지만 일반적으로 일 때문에 혹은 가족을 위해 분주히 사는 사람일수록 잠깐이라도 셀프 케어를 위한 시간을 확보하는 것이 중요하다고 생각합니다. 왜냐면 나 자신의 내면이 채워지면, 주변 사람들에게도 친절하게 대할 수 있고, 식사도 더 챙길 수 있어 면역력이 높아지기 때문에 질병에도 잘 안 걸리게 되기 때문입니다. 마음의 여유가 생겨 일의 능률도 높아지므로 결과적으로도 좋은 성과를 얻게 됩니다.

자신의 외관을 가꾸고 내면을 디톡스해서 건강미를 얻게 되면 자신감도 생겨 밝아집니다. 결과적으로 업무에 대한 평가도 향상되며 가정 내의 분위기도 좋아져서 가족들도 반기게 되므로 셀프 케어에 투자한 시간 대비 몇 배나 높은 효과를 얻을 수 있습니다.

외관, 몸속 그리고 마음을 한 번에 케어하기

나에게 소중한 사람을 위해서도 자신의 내면을 채워주어야 합니다. 그리고 내면에서부터 흘러나오는 '아름다움'을 길러주어야 합니다. 아유르베다를 통해 이를 위한 관리가 가능하며, 세 가지 측면에서 아름다움을 길러줄 수 있습니다.

첫 번째는 '외관'의 아름다움입니다. 지금부터 소개하는 케어를 통해 피부와 머리카락에는 윤기가 돌고, 부기가 제거되어 근육이 탄탄해지므로 젊어질 수 있습니다.

두 번째는 '몸속'의 아름다움입니다. 좋은 화장품을 쓰거나 영양제를 먹어도 좀처럼 효과를 얻지 못하는 이유 중에 가장 큰 것은 체내 환경이 흐트러져 있어 영양을 제대로 흡수할 수 없거나 혈액 순환이 좋지 않은 경우입니다.

아유르베다의 미용법은 섭생법, 마사지, 생활 습관 등 다각적으로 접근합니다. 몸속을 먼저 케어함으로써 여성호르몬을 안정시킬 뿐만 아니라 세포 나이를 젊게 만들어줍니다. 바로 이것이 체내를 디톡스해 주기 때문에 지속하면 건강증진에 도움을 줄 수 있습니다.

세 번째는 '마음'의 아름다움입니다. 진정한 의미에서 아름다운 사람이라고 하면 외관뿐만 아니라 마음까지 아름다운 사람을 일컫는 것이 보편적인 생각입니다. 실제로 인간관계가 좋고 현재 주어진 환경에 감사할 줄 아는 사람은 스트레스를 적게 받는다고 합니다.

스트레스는 미용의 가장 큰 적입니다. 마음의 아름다움과 외관의 아름다움이 연관이 있다는 것은 모두 알고 계실 것입니다.

아유르베다의 미용법은 고가의 화장품을 바르거나 영양제를 먹느냐가 아니라, 어떤 말을 하는지, 다른 사람과 어떻게 지내는지 등의 철학을 바탕으로 삼습니다. 다음 페이지부터는 일상생활에서 응용하면 좋은 10가지 리셋법을 소개합니다. 여러분도 꼭 실천해보시기 바랍니다.

아유르베다식

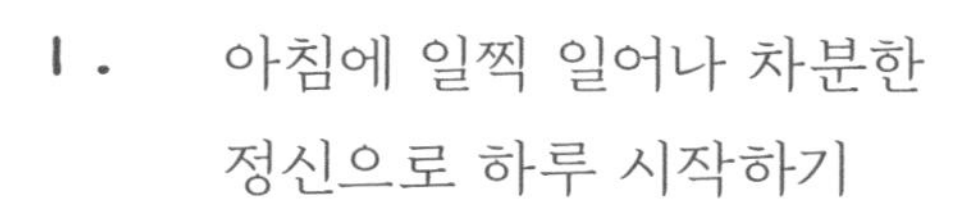

1. 아침에 일찍 일어나 차분한 정신으로 하루 시작하기

2. 소녀 같은 분홍빛 혀 가지기!

3. 기상 후 따뜻한 물 한 잔으로 변비, 냉증, 칙칙한 피부로부터 탈출하기!

4. 오일 풀링으로 질병, 구취, 팔자주름 방지하기

5. 아침 환기를 통해 방안의 기운 북돋아주기

10가지 리셋

6. 아침에 몸을 움직여
경직된 사고와 응어리
리셋하기

7. 코 세척으로 명쾌한 사고력 갖기

8. 참기름 마사지로
대부분의 고민거리 해결하기

9. 목욕으로
하루의 피로와 더러움
씻어내기

10. 영원한
젊음의 비결, 기도하기

아유르베다식 10가지 리셋 ①

아침에 일찍 일어나 차분한 정신으로 하루 시작하기

많은 사람이 일찍 일어나면 좋은 점에 대해 이야기하는데, 아유르베다에서 '일찍 일어나는 것'을 권장합니다.

수강생과 상담할 때 제가 자주 강조하는 것이 있습니다. 그것은 바로 '몸의 컨디션이 좋지 않은 것은 몸이 아파서 그런 것이 아니다. 아침에 일찍 일어나면 컨디션도 좋아진다'는 사실입니다.

예를 들어, 소화불량으로 인해 아침에 일어났을 때, 배가 더부룩한 느낌이 드는 경우를 생각해볼까요. 이런 경우, 아침에 일어나는 시간이 늦어지면 신진대사가 떨어지므로 소화가 원활하게 이루어지지 않습니다. 그뿐만 아니라, 빈혈과 낮시간의 졸음도 대부분은 단순히 수면의 질이 좋지 않아서 생기는 현상입니다.

최근 수면에 대한 관심이 높아지면서 서점가에도 수면과 관련된 책이 잘 보이는 곳에 진열되어 있곤 합니다.

아유르베다에서도 물론 수면을 중요하게 생각하는데, 이는 단순히 수면시간을 확보하는 것만을 말하지는 않습니다.

아유르베다에서는 '일어나는 시간', 즉 일찍 일어나는 것을 강조합니다. 아유르베다의 경전을 보면 해가 뜨기 1시간 반 전을 **'브라흐마 무흐르타**(Brahma Muhurta)**'**라고 하여, '건강하게 살고 인생을 좋은 것으로 만들고자 하는 자는 이 시간(브라흐마 무흐르타)에 일어나야 한다'고 적혀 있습니다.

그러나 해뜨기 1시간 반 전이라고 하면, 봄이나 여름이면 새벽 3시 정도인데, 바로 실행하기는 꽤 어렵겠죠?

하지만 제가 권장하는 것은 **'우선 새벽 6시에 기상'**하는 것입니다. 사실 아유르베다에서는 시간대에 따라 우주와 지구를 둘러싼 에너지의 질이 달라진다고 믿기 때문에 오전 6시 이후에 일어나면 몸이 무겁고, 졸음이 남아 있다고 생각합니다.

그러면 일찍 일어나기 위해 어떻게 해야 하는지 말해볼까요? 아침에 일찍 일어나려면, 우선 전날 일찍 자야 합니다.

우리는 졸리면 멜라토닌이라고 하는 '수면호르몬'으로도 불리는 뇌내 물질이 분비됩니다. 이 멜라토닌은 아침에 일어난 후 약 15~16시간 후에 최대량이 분비되는 타이머와 같은 특징이 있습니다. 즉 **일찍 일어나면 빨리 졸음이 오지 않는 것입니다!**

또한 수면호르몬인 '멜라토닌'의 재료가 되는 세로토닌이라고 하는 신경전달물질은 아침에 햇볕을 쬐면 활성화된다는 특징이 있습니다.

따라서 아침에 일찍 일어나서 아침의 햇볕을 충분히 쬐어 세로토닌이 분비되면, 세로토닌이 밤이 되었을 때 멜라토닌으로 바뀌면서 졸리게 되는 것입니다. 물론 흐린 날에도 햇볕은 내리쬐므로 같은 효과를 얻을 수 있습니다.

한편 역사상 위인들이나 대기업 CEO 중에는 아침에 일찍 일어나는 사람들이 많은데, 아침 6~8시 사이의 시간대는 '주변으로부터의 연락이나 방해가 가장 적은 시간대'라고 합니다. 아침에 일찍 일어나면 누구에게도 방해받지 않는 나만의 시간을 가질 수 있으므로 생활의 충족감을 얻을 수 있습니다.

저도 아유르베다를 만나기 전까지는 아침 8시쯤 일어나서 허둥지둥하며 아침 시간을 보내곤 했는데, 습관을 바꾼 후로는 아침 5시 반에 일어나고 있습니다. 예전과 비교했을 때, 매일 아침 2시간 반 정도 자유시간이 늘어났기 때문에 그 시간은 제가 하고 싶었던 공부나 이메일에 답장하는 데 쓰고 있습니다. 수강생 중에

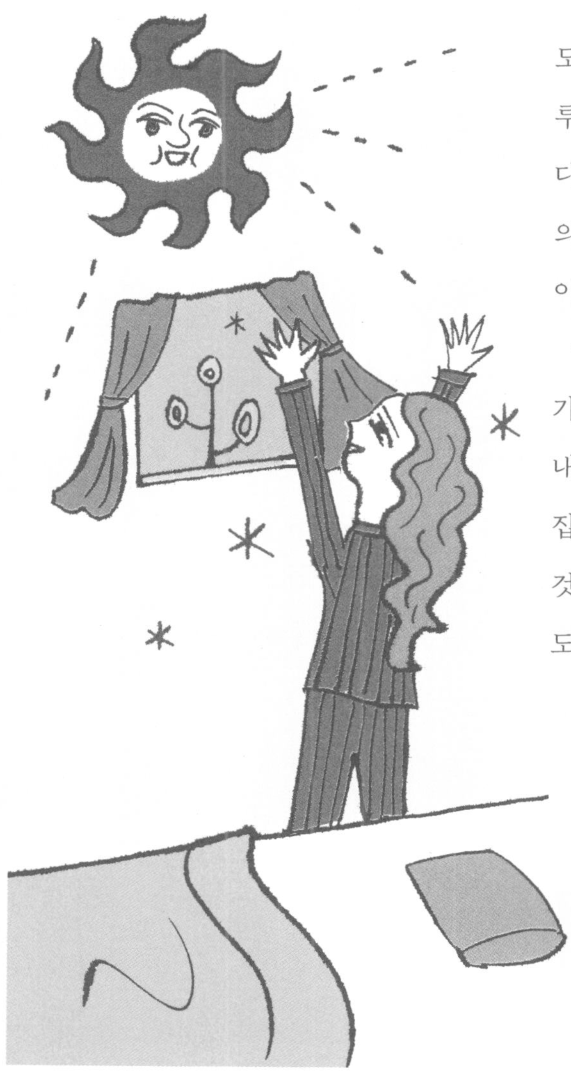

도 자녀가 있는 분은 하루에 15분이라도 자녀보다 일찍 일어나서 자신만의 시간을 만들고 있다는 이야기를 듣습니다.

아침에 시간적인 여유가 생기면 그날 하루를 보내는 방법이 완전히 달라집니다. 아침에 일어나는 것이 힘든 분일수록 꼭 시도해 보시기 바랍니다.

일찍 일어나는 팁

아침에 눈은 떴는데, 다시 잠이 들어 일찍 일어나기가 힘든 분들이 많이 계십니다.

자명종이 울려 일어났을 때 "5분만 더 자도 되겠지?"라며 자신을 설득하고 있지는 않은가요?

아침에 일찍 일어날 때 뇌 안에서 이루어지는 갈등은 대부분 틀림없이 '아직 일어나지 않아도 되는 이유'를 찾고 있으므로, 일어날까 말까 고민했을 때 일어나지 않을 것이 분명합니다.

그러면 어떻게 해야 할까요? 답은 '생각할 틈 없이 몸을 침대에서 일으키는 것'입니다. 자명종이 울리면 아무 생각 하지 말고 일단은 침대에서 몸을 일으켜 세우는 것이 가장 효과적입니다.

'그게 전부라고?'라고 되묻는 분이 계실 텐데, 일찍 일어나기 힘든 사람은 대부분 이렇게 '아무 생각 하지 말고 침대로부터 빠져나오는 것'을 실천하면 일어날 수 있게 됩니다.

침대에서 일어나면 창가로 걸어가 커튼을 걷고 가능하다면 창문을 열어 아침의 햇볕과 바람을 몸으로 느껴봅니다. 이렇게 하면 자연스럽게 잠이 깰 것입니다.

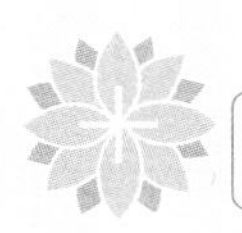

아유르베다식 10가지 리셋 ②

소녀 같은 분홍빛 혀 가지기!

체질 개선이 잘되지 않는 가장 큰 이유는 본래 배설되어야 하는 독소가 배설되지 못한 채 몸속에 남아 있기 때문입니다.

'배설'은 배변과 배뇨를 떠올리면 이해하기 쉬운데, 그 외에도 매일 아침 우리 몸밖으로 독소를 배출해 내는 곳이 있습니다. 이는 바로 **'혀'**입니다!

자신의 혀를 거울로 관찰해 보셨나요? 혹시 해본 적이 없다면 지금 거울로 한 번 바라보시기 바랍니다. 혓바닥에 허옇게 붙어 있는 더러운 물질을 설태(舌苔)라고 하는데, 설태가 많이 껴있다는 것은 소화기관 중에 **'체내에서 소화가 잘되지 않아 남아 있는 독소'**가 있다는 표시입니다.

우리가 잠을 자는 동안 우리 몸은 몸속을 대청소하는 일을 합니다. 그날 먹은 음식을 영양과 배설물로 구분하여 배설물은 몸밖으로 내보낼 준비를 하고, 영양은 흡수되어 혈관을 타고 온몸으로 운반됩니다.

이때, 소화불량으로 배설되지 못하고 체내에 남은 독소가 다음

날 아침 설태로 혓바닥 위에 나타나게 되는 것입니다.

아유르베다 의사들이 문진을 할 때는 환자에게 '혓바닥을 보여 주세요'라고 묻습니다. 왜냐면 혀는 소화기관의 상태를 반영하는 '거울'이기 때문입니다.

혀 안쪽에 설태가 껴있는 경우에는 대장(大腸)의 문제이므로 변비를 해소하려면 식이섬유와 수분을 충분히 섭취하고, 식후에 충분히 휴식하는 시간을 가지면 좋아집니다.

혀 중앙에 설태가 껴있다면 위(胃)와 소장(小腸)의 문제이므로 과식이나 소화불량의 문제일 수 있습니다. 이럴 때는 식사량을 제한하거나 따뜻한 물을 마셔서 장기를 따뜻하게 해주면 좋습니다.

한편, 설태의 색을 통해서도 건강 상태를 확인할 수 있습니다. 보통 건강한 사람의 혀는 엷게 하얀 설태가 혓바닥을 덮고 있어 혀의 색깔이 비쳐 보입니다. 설태는 노폐물이기는 하지만 점막을 보호하는 역할도 하므로 하얀 설태가 엷게 있는 것은 오히려 건강하다는 증거이므로 괜찮습니다.

반대로 설태가 전혀 없는 경우는 저항력이 떨어져 온몸이 쇠약하다는 위기의 신호일 수도 있습니다.

노란 설태는 위장이 약해졌다는 신호입니다. 기름진 음식을 너무 많이 먹어 체기가 있는 것일 수도 있습니다.

설태가 거무스름하면 온몸의 체력이 극도로 떨어져 면역력이 낮아져 있다는 신호입니다.

또한 설태가 아니라 혓바닥 전체가 희뿌연 색을 띠고 있는 경우는 몸 전체의 혈액 순환이 잘 안 되고 있다는 것을 나타냅니다.

본래 혀는 핑크색을 띠고 있는데, 혓바닥 전체가 희뿌연 경우는 냉증이나 빈혈로 인해 혈액 순환이 안 좋아져 있는 상태를 말합니다. 그리고 혓바닥 전체가 너무 붉은 경우에는 몸에 수분이 부족한 상태일 가능성이 있습니다. 칼로리가 높은 식사나 알코올의 과다섭취로 혈액이 끈적끈적해져 있을 우려도 있습니다.

혓바닥 전체가 보랏빛인 경우도 혈액이 끈적끈적하다는 신호입니다. 혈액에 나쁜 콜레스테롤(LDL 콜레스테롤, 저밀도지단백 콜레스테롤)이 쌓여 있을 가능성이 있습니다.

스스로 판단하는 것은 어렵더라도 독소를 완전히 배출해 내기 위해 매일 혓바닥 위에 나타난 독소를 제거하는 것은 중요합니다.

지금부터 소개하는 '혓바닥 닦기'를 매일 하는 습관을 만드시기 바랍니다.

혓바닥 닦는 팁

아침에 일어나자마자 혀를 보면 전날 체내에 들어온 몸속의 독소가 떠올라 있습니다. 따라서 **아침에 일어나서 제일 먼저 해야 할 일은 혓바닥을 닦는 일입니다.**

먼저, 아침에 일어나면 제일 먼저 '입안의 감각'에 의식이 향하게 합니다. 침이 끈적거리거나, 구취가 나거나 혹은 입이 건조해져 있고, 침에서 이상한 맛이 느껴진다면, 전날 먹은 음식이 제대로 소화가 되지 않았다는 증거입니다. 따라서 아침에 일어나서 따뜻한 물을 마시기(다음 페이지에서 설명) 전에 혓바닥 관리를 먼저 해야 합니다. 이는 바로 혀 표면에 있는 설태를 제거해야 하는 일입니다.

설태를 제거하는 도구는 몇 가지가 있는데, 그중 한 가지가 **'텅 스크래퍼**(Tongue scraper)'라고 하는 혀 표면을 청소하는 특별한 도구입니다. 온라인으로 구매하는 경우 1만 원 가량의 가격에 살 수 있으므로 구입해서 사용해 볼 것을 추천합니다. 재질은 동, 철, 플라스틱 등 여러 가지가 있는데, 어떤 재질의 제품을 사용해도 무관합니다. 상처도 잘 생기지 않고 금속이 잘 무뎌지지 않아 많은 사람이 철 재질의 제품을 추천합니다(참고로 저는 동 재질의 제품을 사용하고 있습니다). 텅 스크래퍼를 이용해 혀 표면을 부드럽게 미끄러트려 표면에 떠 있는 설태를 3~4회에 걸쳐 긁어서 제거합니다.

3~4회 제거해도 계속 설태가 나오면 나오지 않을 때까지 반복합니다. 이때, **세게 긁는 것은 금물입니다.** 만일 혓바닥에 상처가 나면 그 상처를 통해 잡균이 침투하게 됩니다. 설태가 어느 정도 제거가 되었다면 가볍게 입을 헹궈 마무리합니다. 전부 해서 1분이 채 안 걸리므로 매일 아침 충분히 할 수 있습니다.

텅 스크래퍼가 없다면 큼직한 숟가락을 뒤집어서 숟가락의 움푹 파인 곳으로 긁으면 됩니다. 혹은 손가락을 이용해서 해도 상관없습니다.

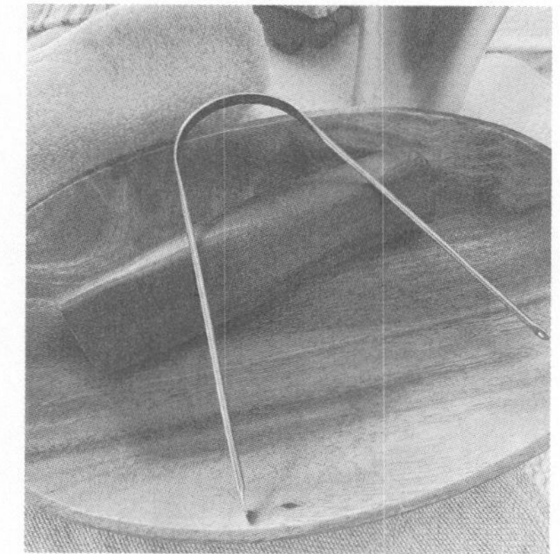

텅 스크래퍼 (주식회사 Bridge & Sun)

어쨌든 주의해야 할 점은 '세게 긁지 않는 것'입니다. 부드럽게 쓰다듬듯이 긁어주면 충분합니다. 이것은 정말로 간단하지만 디톡스를 하는 데, 있어서 대단히 효과적이며 구취 예방에도 도움이 됩니다. 꾸준히 계속하면 아침에 일어났을 때 설태의 양이 점점 적어지는 것을 느낄 수 있으며, 과식한 다음 날은 새하얗고 끈적끈적한 설태가 많이 낀다는 사실도 알게 될 것입니다.

이렇게 매일, 전날 쌓인 독소를 완전히 배출시켜서 완전히 새롭고 깨끗한 몸과 마음으로 하루를 시작하는 것이 강한 면역력을 가지고 활기 넘치는 몸을 만들기 위한 지름길입니다.

아유르베다식 10가지 리셋 ③

기상 후 따뜻한 물 한 잔으로 변비·냉증·칙칙한 피부로부터 탈출하기!

자연치유력을 높여서 질병에 잘 안 걸리는 면역력 강한 몸을 만들기 위한 첫걸음은 '몸을 따뜻하게 하는 것'입니다.

본래 면역력이라는 것은 몸밖에서 침투한 세균과 바이러스를 퇴치하거나, 몸속에 생긴 암세포를 이겨내는 몸의 보디가드와 같은 것인데, 이 같은 면역력을 지탱하는 면역세포는 혈액 속에 있습니다.

체온이 내려가면 혈액 순환이 더뎌지기 때문에 면역세포의 활동이 약해집니다. 일반적으로 면역세포가 활발하게 활동하는 체온은 36.5℃로 알려져 있는데, 체온이 1℃ 내려가면 면역력이 30% 저하되며, 반대로 체온이 1℃ 올라가면 면역력이 최대 5배에서 6배 올라간다고 합니다. 결국 기초 체온이 낮은 사람일수록 면역력이 쉽게 떨어지므로 최대한 몸을 따뜻하게 해주는 것이 중요합니다.

몸을 따뜻하게 하려면 **기상 후 따뜻한 물을 마시는 것이 좋습**

니다. 이때 기상 후 바로 마시는 것이 포인트입니다.

따뜻한 물은 잘 알려져 있듯이 따뜻하게 데운 물을 말합니다. 물을 끓여서 50~60도 정도까지 식혀주면 됩니다.

티베트 의학에 전해지는 '과식은 질병의 시작이며, 따뜻한 물을 마시는 것은 치료의 시작'이라는 말이 있습니다. 그만큼 따뜻한 물을 마시는 것은 몸에 좋습니다. 이렇게 따뜻한 물을 마시는 것이 몸에 좋은 이유는 몸속을 디톡스해 주기 때문입니다.

우리 몸속에 있는 '독'이란 배설되지 않고 남아 있는 노폐물을 말합니다. 음식물은 입을 통해 몸에 들어가면 분해 과정을 거쳐 영양소는 흡수되고 영양분으로 쓰이지 않은 것은 배설되어 몸밖으로 빠져나가게 되는데, 소화 과정에서 음식물이 완전히 소화되지 않고 미소화인 '가스' 상태로 몸속에 남아 있게 됩니다.

이 가스가 혈관으로 들어가면 혈액 순환이나 영양소의 흡수를 방해하여 '냉증' '부기' '거친 피부' '변비' '건조'의 원인이 됩니다.

따라서 '독'이 쌓이지 않도록 하는 것, 즉 **'소화력을 높이는 것'이 필요**합니다.

18페이지에서도 간단히 설명했듯이 아유르베다에서는 소화력을 **'아그니(Agni)'**라고 부릅니다. 아그니란 '불(火)'이라는 뜻입니다.

우리 몸의 위와 소장은 음식물을 연소시키는 '부뚜막'과 같은 역할을 담당합니다. 음식물을 먹으면 이 부뚜막의 불길이 음식물을 충분히 태워 분해함으로써 배설과 흡수가 원활하게 이루어지게 됩니다.

따뜻한 물을 마시는 것은 몸 안쪽에서 내장을 따뜻하게 만들어서 소화를 하는 '부뚜막'에 '불'을 붙이는 것과 같습니다. 따뜻한 물을 마셔서 음식물의 소화와 배설에 힘을 실어주는 것입니다.

그뿐만 아니라 앞에서 설명했듯이 따뜻한 물을 마시면 기초 체온도 높아지기 때문에 대사 능력이 높아져 날씬해지는 데 도움을 주는 효과도 있습니다.

따라서 평소에 차가운 맥주나 주스를 마시거나 얼음을 먹어서 내장을 차갑게 만드는 식생활을 하거나 추운 곳에서 근무하는 사람은 특히 주의해야 합니다.

아마 자신도 모르는 사이에 몸속에 독소가 점점 축적되어 있을 수도 있습니다. 그런 사람들은 냉증, 부기, 거친 피부 등의 증상이 나타나기 쉬운데, 이럴 때 따뜻한 물이 효과가 있습니다.

자 그러면 지금부터 따뜻한 물을 마시는 방법에 대해 이야기해 볼까요?

따뜻한 물 마시는 팁

제일 중요한 것은 **'아침에 일어나자마자 혓바닥을 닦은 다음'** 마시는 것입니다. 왜냐면 아침에는 자는 동안에 소화된 음식물의 잔여 가스가 아직 내장에 남아 있는데, 따뜻한 물을 마시면 소화력이 높아져서 남은 가스의 배출을 촉진시키기 때문입니다.

이 책에서 가장 중요한 것은 **'몸과 마음에 쌓인 독소는 매일 최대한 빨리 리셋한다'**는 것입니다. 과식을 한 날이나 잠을 잘못 잔 날에도 다음 날 아침 약해진 소화 부뚜막에 부드럽게 불을 붙여 주듯이 따뜻한 물로 몸을 따뜻하게 만들면 매일 독소를 리셋할 수 있습니다.

아침에 일어나자마자 공복에 마시기

아침에 일어나자마자 마시는 것이 좋은 이유는 그때가 위와 소장에 음식물이 거의 남아 있지 않은 상태이기 때문에 수분이 대장까지 도달하기 쉽기 때문입니다. 대장에 도달한 따뜻한 물은 장내의 독소를 청소하는 일을 합니다. 따뜻한 물 한 컵을 아침 식사를 하기 전에 꼭 마시면 좋겠습니다.

단, 따뜻한 물을 마셨을 때 속이 메스껍거나 속이 쓰린 사람도 있습니다. 이는 불의 에너지가 몸속에서 지나치게 많아져 공복 시의 따뜻한 물이 소화기관을 자극하기 때문입니다.

속쓰림이나 메스꺼움을 느끼는 경우에는 따뜻한 물을 식혀서 상온보다 약간만 따뜻하게 미지근한 물을 마시면 됩니다.

한편 '따뜻한 물을 만들 때 주전자, 전자레인지, 전기주전자 중에 어떤 것을 사용하는 것이 좋은지'에 대한 질문을 많이 받는데, 가장 좋은 것은 냄비나 주전자를 직접 불에 올려서 물을 끓이는 것입니다.

하지만 불을 사용한다거나 냄비를 사용하는 것에 구애를 받을 필요는 없습니다. 중요한 것은 내장을 따뜻하게 만들어 소화력을 높이는 것입니다. **'내가 가장 쉽게 지속할 수 있는 방법'을 선택하는 것이 중요**합니다.

인덕션을 사용해도 되고 전기주전자를 사용해도 괜찮습니다. 사용하는 데 익숙해져서 조금 더 아유르베다에 충실한 방법으로 해보고 싶다면 철 주전자나 풍로를 사용해 보는 것도 좋습니다.

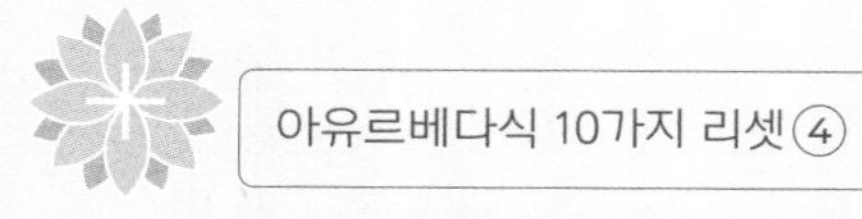

오일 풀링으로 질병·구취·팔자주름 방지하기

오일 풀링이라는 말을 들어보셨나요?

오일 풀링은 '오일로 입을 가글하는 것'을 말합니다. 유럽이나 미국에서 유행되기 시작하여 최근 우리나라에서도 오일 풀링을 실천하는 사람들이 많아졌는데, 오일 풀링은 5000년 이상 전부터 존재해 온 아유르베다의 건강법 중 하나입니다.

오일 풀링의 방법은 그냥 입에 넣었다가 뱉어내는 것이 아니라, 입안에 오일을 그대로 머금고 있거나, 구석구석 마사지한 후 뱉어내는 것입니다.

오일 풀링의 효과는 셀 수 없을 정도로 많아서 책 한 권을 쓸 수 있을 정도입니다.

제일 먼저 주목할 만한 것은 **디톡스 효과**입니다. 오일에는 세정력 그리고 피부를 통해 흡수되는 경피흡수(經皮吸收)라는 두 가지 기능이 있습니다.

입안에 있는 수백 가지의 세균은 구취와 치주염을 일으키는 원인인데, 오일은 입안에서 음식물 가스와 세균을 흡착하여 세척하는 일을 합니다.

그뿐만 아니라 **안티에이징**(Anti-aging) **효과**도 빼놓을 수 없습니다. 오일이 구강점막으로 침투되어 피부와 점막을 촉촉하게 해주는데, 오일 성분이 피부를 통해 흡수되어 모세혈관으로 들어가면 영양소로써 운반되어 세포에 영양을 주는 것입니다.

그 결과, 팔자주름이 개선되고 피부에 탄력과 윤기가 생기는 등, 특히 여성들이 반길만한 효과를 얻을 수 있습니다. 또한 목이 건조해지는 것도 방지하기 때문에 건조한 겨울철에는 감기도 예방할 수 있습니다.

고객 중에 세미나 강사가 한 분 있는데, 그분은 강의를 하면 때로는 5시간 동안 말해야 할 때도 있어 목의 피로와 통증을 호소했습니다. 그래서 오일 풀링을 추천했더니 목소리가 잠기는 일이 거의 없어져 예전보다 목소리에 생기가 돌게 되었다면서 기뻐했습니다.

오일 풀링로 목에 윤기가 도는 것은 일시적인 것이 아니며 몸 자체가 안에서부터 개선되어 가는 것을 뜻합니다.

이 밖에도 여성에게 좋은 점은 **입술이 촉촉해진다는 것**입니다. 입술은 늘 마찰과 열의 자극에 노출되어 있는데, 오일로 안에서부터 촉촉하게 해주면 잘 마르지 않는 입술을 만들 수 있습니다. 그뿐만 아니라 오일 풀링은 머리 전체에 영양을 주어 흰머리나 탈모에도 효과가 있다고 합니다.

실제로 제가 다니던 아유르베다학교 졸업생 중에는 40세에 흰머리 때문에 고민하던 사람이 오일 풀링을 1년간 지속했더니 머리카락이 놀랄 만큼 검은색으로 돌아온 사람이 있습니다. 오일 풀링에는 이렇게 많은 효과가 있으므로 여러분도 반드시 매일 실천해서 리셋하는 습관을 몸에 익히기 바랍니다.

오일 풀링에 사용하는 오일은 유럽이나 미국에서는 코코넛오일을 많이 사용하는데, 전통적인 아유르베다에서는 배전(焙煎)하지 않은 참기름을 많이 사용합니다.

'태백(太白)참기름'은 중국요리에 사용하는 갈색의 배전한 참기름과 달리 투명하고 향도 거의 없습니다. 태백참기름은 깨를 날로 그대로 짜서 정제하여 만드는데, 다양한 상품을 구비하고 있는 슈퍼마켓이라면 구할 수 있습니다.

참기름으로 하는 오일 풀링

먼저 **참기름 오일 풀링을 하면 좋은 시간대는 아침**입니다. 혓바닥을 닦고 따뜻한 물을 마신 다음에는 입안에 불필요한 이물질이 남아 있지 않아 참기름 오일 풀링을 통한 세척 효과와 안티에이징 효과를 크게 얻을 수 있습니다.

준비물은 '태백참기름'을 큐어링한 것을 사용합니다. 큐어링은 오일을 가열하여 오일 성분을 변화시킨 것을 말합니다(67페이지 참조).

저의 스승인 아유르베다 의사는 200도에서 60분간 가열하는 방법을 가장 효과적이라고 설명하는데, 가정에서는 그만큼 높은 온도에서 장시간 오일을 가열하는 것이 위험하므로, 가열하는 경우에는 100도에서 10분 정도 가열하면 됩니다.

그렇게 가열한 오일을 식힌 것을 오일 풀링에 사용하면 됩니다. 아유르베다에서 가르치는 습관들은 꾸준히 계속하는 것이 중요합니다. 그러므로 태백참기름을 큐어링하지 않고 바로 사용해도 상관없습니다. 큐어링하지 않아도 세척 효과는 있습니다.

처음부터 모든 것을 완벽하게 하려고 하지 말고, 실천을 위한 장벽을 낮춰서 시작하는 것이 중요합니다.

오일이 준비되었다면 바로 오일 풀링을 시작합니다. 큼직한 숟가락에 오일을 두세 숟갈 담아 입에 넣고 몇 분간 그대로 머금고 있습니다.

일반적으로는 목 안쪽을 골고루 세척하고 입안에서 가글한 다음 바로 뱉어내는데, 아유르베다식 오일 풀링은 점막을 통해 오일을 흡수시키는 것이 목적이기 때문에 오일을 입안에 머금고 있는 것이 포인트입니다.

이때 입에 오일을 넣은 채로 집안일을 하거나 다른 일을 해도 괜찮습니다.

저는 93페이지에서부터 소개하는 오일마사지를 할 때도 입에 오일을 머금고 합니다. 그리고 마사지가 끝났을 때 입안의 오일을 뱉어냅니다.

뱉어낼 때는 오일을 개수대에 흘려보내지 않고 쓰지 않는 신문지나 휴지 등에 뱉은 다음 쓰레기통에 버립니다.

오일은 몇 분간 입안에 머금고 있으면 침이 분비되어 오일과 섞이기 때문에, 뱉을 때가 되면 끈적거리지 않는 상태가 되기는 하지만, 뱉어낸 후에 오일의 감촉이 남는 것이 불쾌할 때는 물로 가볍게 입을 헹궈냅니다.

단, 참기름 알레르기가 있는 사람이 간혹 있으므로 조심해야 합니다. 또한 열이 날 때나 술을 마시고 난 후와 같이 컨디션이 평소와 다를 때도 되도록 삼가도록 합니다. 실수로 오일을 삼킬 가능성이 있는 5세 미만의 어린이는 안 하는 것이 좋습니다.

가글용 오일 및 마사지 오일의 가열 처리 방법

준비물

태백참기름, 냄비, 조리용 온도계, 차광병(빛을 차단하는 병)

1. 차광병에 들어갈 분량만큼의 태백참기름을 약불로 데웁니다.
2. 조리용 온도계로 100도가 될 때까지 가열한 다음 10분간 유지합니다.
3. 불에서 내린 다음 식을 때까지 기다립니다.
4. 오일이 완전히 식으면 차광용기에 옮겨 담습니다.

밀폐되는 차광병에서 1개월간 보관 가능합니다.

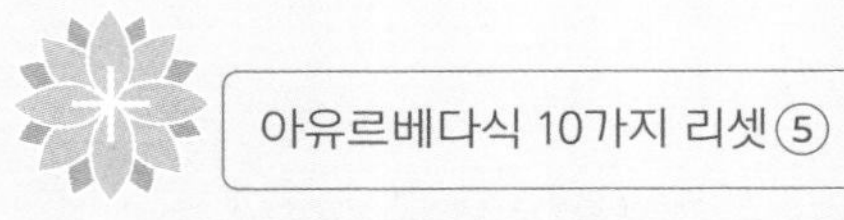

아침 환기를 통해 방안의 기운 북돋아 주기

비가 내리는 날이든 추운 날이든 매일 아침 창문을 10분씩 열어 환기를 시킵니다. 왜냐면 방안을 환기시키지 않으면 '기(氣)'가 정체되기 때문입니다.

동양의학에서는 **눈에 보이지 않는 '기'를 대단히 중요하게 여깁니다.** '기'는 산스크리트어로 '프라나(Prana)'라고 하는데, 눈에 보이지 않는 생명력 그 자체를 가리킵니다.

눈에 보이지 않는 것은 믿을 수 없다고 생각하는 분들이 많이 계신 것 같습니다. 그런데 최근 **서울대학교에서 '기'의 통로인 '경락(經絡)'의 존재**가 비로소 과학적으로 증명되었습니다. '경락'은 전신으로 뻗어 있는 혈관과 같은 관으로, 기의 통로입니다.

아유르베다에서는 이러한 '기(氣)=프라나'는 신경계, 순환기계, 소화기계, 호흡기계, 림프계 등 온몸의 기능을 움직이게 하는 원동력이라고 생각합니다.

따라서 **몸의 기의 흐름이 정체되지 않게 순환시키는 것이 건강에 대단히 중요**합니다.

그리고 기는 **인체뿐만 아니라 공간, 식물, 동물, 우주의 모든 것에 흐르고 있습니다.** '이 방은 기가 좋지 않아'라든가 '공간의 기를 북돋아 준다' 등의 말을 많이 듣게 되는데, 인체에 흐르는 프라나처럼 공간에도 프라나가 흐르고 있습니다. 따라서 공간에 기가 흐르지 않는 것은 사람으로 말하면 호흡을 하지 않는 것, 배설하지 않는 것과 같다고 할 수 있습니다. 그런 공간은 기가 무거워져 독소가 쌓이기 때문에, 그곳에 있는 사람의 몸과 마음의 건강을 해치게 됩니다.

인생에서 사람의 입으로 가장 많이 들어가는 것은 '음식물'도 '음료수'도 아닌 '공기'

인간이 평생 입으로 섭취하는 물질의 비율은 실내 공기가 57%, 공공시설의 공기가 12%, 산업 배기가스가 9%, 바깥공기가 5%로, 공기가 83%를 차지합니다.

[무라카미 슈조(村上周三), 《주거와 인체—공학적인 관점에서—〈임상환경의학〉 제9권 제2호》] 음료수는 8%, 음식물은 7%이므

로, 압도적으로 공기가 많이 몸속으로 보내지고 있다는 것을 알 수 있습니다.

저자도 아유르베다에 대해 깊이 공부하기 전까지 음식물에 들어있는 농약이나 첨가물을 조심하기는 했지만, 공기의 '질(質)'에 대해서는 전혀 관심이 없었습니다.

따라서 공기의 질에 관심을 가지고 '환기'을 하게 된 다음부터는 환기가 몸과 마음에 얼마나 큰 영향을 끼치는지에 대해 알게 되어 적지 않게 놀랐습니다.

예상외로 **대부분의 경우 바깥공기보다 실내 공기가 더 오염되어 있습니다.** 예를 들어, 인간은 호흡하면 이산화탄소를 배출합니다. 부엌에서 요리를 하면 수증기와 냄새, PM2.5(초미세먼지)의 주성분이 되는 연소되고 남은 재 등이 대량으로 발생합니다. 곰팡이나 먼지도 공기 중을 떠돌아다닙니다.

이런 공기가 실내에 쌓여 있으면, 이를 계속 마시는 우리 몸속에도 독소가 쌓이게 됩니다.

방안을 인체에 비유하면, 일상생활하며 발생하는 공기 중의 먼지 등은 신진대사로 발생하는 노폐물과 독소 같은 것입니다. 따라서 **더러워진 공기는 정기적으로 환기시켜 배출시켜야 합니다.**

화장실, 부엌, 목욕탕에는 반드시 환풍기가 달려 있습니다. 환풍기는 이처럼 오염물질이 많이 발생하는 장소에는 반드시 부착되어 있습니다. 제 남편은 건축설계 일을 하는데, 결혼 전부터 실내를 환기시키는 것을 대단히 중요하게 생각했습니다. 충분히 환기할 수 있도록 설계하는 것은 인체 건강에 대단히 중요한 일입니다.

지금 생각해보면 그래서 그렇게 환기에 신경을 썼구나 하는 생각이 듭니다.

아유르베다식 '환기'의 포인트

먼저 아침에 신선한 공기를 방안으로 들여오기 위해 **최소한 10분간은 창문을 열어 환기를 시킵니다.** 아침에 에어컨을 틀기 전에 모든 방의 창문을 열어서 밤새 쌓인 공기를 밖으로 내보내고 새로운 공기로 채워줍니다. 가능한 한 집안의 공기가 순환되는 것이 좋으므로 방의 대각선상에 서로 창문이 있는 집이라면 대각선상에 있는 창문 두 개를 모두 열어줍니다.

추운 겨울에는 옷을 따뜻하게 챙겨 입고 창문을 열어줍니다. 시간적으로 여유가 있다면 열어놓은 창문을 통해 아침 햇볕을 쬐면 행복 호르몬인 '세로토닌'이 분비되어, 체내의 시계도 리셋되므로 일석이조의 효과를 얻을 수 있습니다. 밤에는 안 좋은 기, 즉 사악한 기운이 들어오므로, 창문을 열어놓고 자지 않는 것이 좋다고 예로부터 전해져왔습니다.

사악한 기운이 있는지 없는지는 믿을 수도 있고 믿지 않을 수도 있지만, 저는 왠지 밤에 창문을 열어놓는 것이 심적으로 편하지 않아 여름철 외에는 잘 때 창문을 닫아놓습니다.

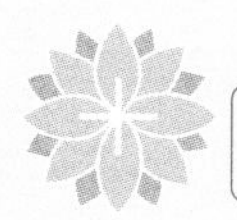

아유르베다식 10가지 리셋⑥

아침에 몸을 움직여 경직된 사고와 응어리 리셋하기

몸은 근육을 움직이지 않으면 관절의 가동역이 작아지고 림프가 막혀서 혈액 순환이 나빠집니다. 그뿐만 아니라, 점점 몸이 뻣뻣해질 수밖에 없습니다. 결국 뻣뻣한 몸은 여기저기가 결리거나 컨디션 악화로 이어지게 됩니다.

많은 사람이 마사지를 받으러 다니는데, 전문가의 손에 마사지를 받는 것보다는 하루에 5분씩이라도 직접 자신의 손으로 풀어주면 훨씬 쉽게 유연한 몸을 유지할 수 있습니다.

사실 저도 중학교 때부터 만성적인 어깨결림에 시달렸는데, 아유르베다를 적용한 생활을 하기 전까지는 딱딱하게 굳은 등, 목, 허리를 풀어주기 위해 정체(整體, 지압이나 안마 따위로 척추뼈를 바르게 하거나 몸의 상태를 좋게 함)나 카이로프랙틱(척추뼈의 이상을 지압으로 조정하여 신경 기능을 정상화하고 조직이나 기관의 이상을 고치는 요법)에 다니기도 했습니다.

하지만 안타깝게도 치료를 받은 날 밤에는 컨디션이 좋아졌지만, 다음 날이 되면 같은 부위가 다시 딱딱하게 굳어졌습니다. 그도 그럴 것이 자는 동안에는 몸을 뒤척거리는 데다 장시간 같은 자세로 있다 보니 체중이 한곳으로 쏠렸기 때문입니다.

그러므로 매일 아침 자는 동안 딱딱하게 굳은 몸을 풀어주어 뭉친 곳을 리셋하는 것이 중요합니다.

저는 매일 아침 '전날의 피로를 리셋한 다음 하루를 시작하는' 습관을 만들기 위해 **하루에 딱 3분, 요가의 태양 예배**(80페이지) **자세를 취합니다.**

동작 하나하나를 정성껏 하는데, 움츠러든 등과 관절을 쭉 펴듯이 움직여주면 혈액과 몸의 순환이 좋아집니다.

하루에 3분, 요가 동작을 하는 것만으로도 그때까지 저를 괴롭히던 어깨 결림, 두통이 거짓말처럼 사라졌습니다. 이뿐만 아니라, **몸을 움직이면 소화력도 좋아집니다.**

운동을 하면 체온이 올라가고 배가 고파지는데, 이는 소화력이 향상되어 위장(胃腸)에 남아 있던 노폐물의 배설을 촉진시켰기 때문입니다.

저는 강좌 시간에도 '운동은 날씬해지고 싶은 사람뿐만 아니라 날씬한 사람도 해야 하는 것'이라고 자주 말하는데, 그 이유는 운동을 하면 소화력이 정상으로 돌아와 지금까지 먹었던 식사의 영양소 흡수력이 높아지므로 근육과 지방이 제대로 만들어지게 되기 때문입니다.

마른 사람 중에는 체온이 낮은 사람이 많은데, 그런 사람도 운동을 해서 근육이 늘어나면 소화력이 높아지기 때문에 어느 정도 개선이 가능합니다.

힘든 운동은 노화의 원인
머리의 긴장도 풀어주는 요가 동작으로 리셋

아침에 운동하는 것이 좋다는 것은 알지만 실제로 운동하려고 해도 아침 시간이 운동하기엔 너무 바쁘다는 사람들이 많습니다. 그런 경우에는 꼭 아침이 아니라 밤에 운동해도 상관없습니다. 중요한 것은 매일 리셋을 해서 피로가 쌓이지 않도록 하는 것입니다.

단, 몸과 마음으로부터 독소를 배출한다는 관점에서 생각해보면 **'어떤 운동을 하느냐'가 중요**합니다.

아유르베다에서는 **지나치게 힘든 운동은 '건강'뿐만 아니라 '정신'에도 악영향을 끼친다**고 여깁니다. 현대의학에서도 과도한 운동을 하면 체내에서 활성산소가 필요 이상으로 나온다고 보고 있습니다.

활성산소는 본래 그 항균력으로 체내의 세균과 바이러스를 퇴치하는 기능이 있는데, 항균력이 너무 많이 높아지면 정상적인 세포와 유전자까지 공격하는 일이 벌어지게 됩니다. 이를 '산화스트레스'라고 부릅니다. 산화스트레스는 노화, 암, 기미, 주름의 원인이 되므로 피해야 합니다.

최근에는 근육을 단련해서 아름다운 몸매를 가진 연예인들의 영향으로 격한 웨이트 트레이닝이나 러닝머신으로 장거리달리기를 하는 사람들이 많은데, 안티에이징 관점에서 봤을 때 그다지 권장하지 않습니다.

아유르베다에서는 격한 운동을 '노동'으로 봅니다. 몸과 마음 모두를 피폐하게 만드는 것이라고 보는 것이죠.

그러면 '격한 운동이 좋지 않다면 어느 정도까지 해야 이상적일까요?' 아유르베다에서는 '운동은 한계 체력의 절반 정도의 강도가 적당하다'고 여깁니다. 여기에서 말하는 '한계 체력의 절반 정도'는 다음과 같은 상태입니다.

- **입을 벌리면 호흡이 거칠어진다.**
- **심장이 두근거린다.**
- **이마, 겨드랑이, 코, 손발에서 땀이 난다.**
- **입이 마른다.**

위의 네 가지 상태가 나타난다면 '더 이상 운동을 계속하는 것은 지나치므로 휴식을 취해야 하는' 신호입니다.

지금 하고 있는 운동이 혹시 숨이 찰 정도로 무리한 운동은 아닌가요?

땀을 흠뻑 흘리는 운동은 성취감이 있어서 기분은 좋지만 몸에는 오히려 부담이 될 수도 있습니다.

천천히 달리기나 걷기, 훌라춤과 같이 '운동을 하면서 즐겁게 대화가 가능한 정도의 강도'가 적당합니다.

운동할 때의 팁

제가 가장 권장하는 몸 움직이기 동작은 74페이지에서도 설명한 요가의 '태양 예배 자세'입니다. 요가는 운동이 아니라 명상의 일종인데, 운동 효과도 뛰어납니다. 또한 릴랙스 효과도 높은데다 포즈('아사나'라고 부른다)도 다양해서, 몸이 뻣뻣한 사람도 가능합니다.

요가 동작은 근육의 강도 향상과 스트레칭 두 가지 모두 가능해서 뼈와 뼈 사이, 관절과 관절 사이에 쌓여 있던 노폐물을 배출하는 데 가장 효과적입니다.

애초에 운동 습관이 없던 사람은 우선 평소 생활할 때 몸을 움직여주는 동작을 의도적으로 활용하면 도움이 됩니다.

- **이동 중에는 계단을 이용한다.**
- **지하철 이용 시에는 앉지 않는다.**
- **화장실 이용 시에는 볼일을 보기 전에 스트레칭을 한다.**

이 세 가지만 실천해도 운동이 충분히 됩니다. 오늘부터라도 '에

스컬레이터 타지 않기' 등과 같이 무리하지 않는 범위 내에서 실천하기 시작하면 몸을 움직이는 것이 서서히 기분 좋게 느껴지게 될 것입니다.

운동은 귀찮은 일이 아니라 기분 좋은 일이며, 피로 회복에도 도움이 됩니다. 피트니스에 가거나 건강기구를 사지 않고도 평소 생활 속에서 몸을 움직이면 운동이 됩니다.

또한 **운동할 때 반드시 의식해야 하는 것이 '호흡'입니다.** 숨을 멈추거나 얕은 호흡 상태에서 운동하면 호흡에 의한 전신 순환 기능의 효과를 얻기가 힘듭니다. 코로 가능한 한 깊고 조용히 호흡하면서 운동을 하도록 합니다.

9

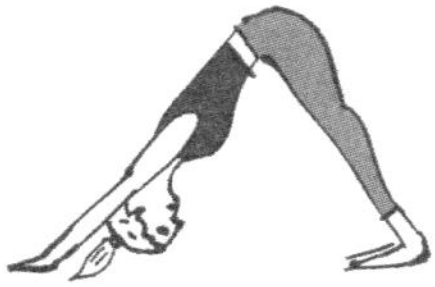

아래를 보는 개 자세

양발을 어깨너비로 벌리고 엉덩이를 들어 올려 몸 전체로 삼각형을 만든다. 무릎 뒤쪽과 아킬레스건을 늘려준다. 발뒤꿈치가 바닥에 닿을 수 있으면 좋지만, 무리는 하지 않는다. 다른 사람이 견갑골을 살짝 눌러준다는 느낌으로 상체를 길게 늘여준다. 이 자세 이후로는 5, 4, 3, 2, 1의 순서로 합장 자세로 돌아간다.

8

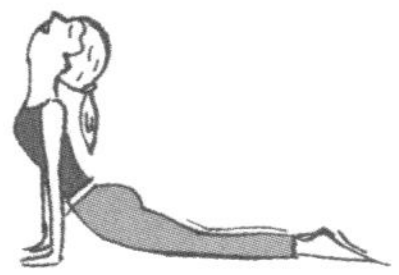

위를 보는 개 자세

숨을 내뱉으면서 등줄기의 힘을 이용하여 상체를 일으킨다. 배에 힘을 주어 끌어올려 허리가 다치지 않도록 한다. 어깨를 내리고 시선은 전방 살짝 위를 바라본다.

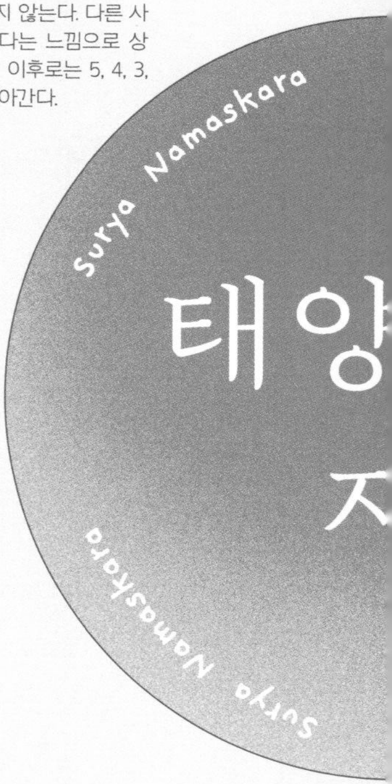

Surya Namaskara

태양

7

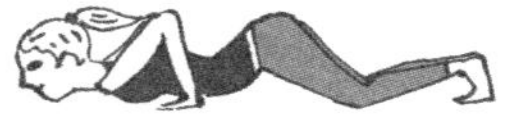

8점(點) 자세

숨을 내뱉으면서 양팔을 겨드랑이에 붙인 채로 팔꿈치를 구부려서 양 무릎과 상체를 착지시킨다. 여덟 곳의 점(턱, 가슴, 양손, 양-무릎, 양-발끝)이 바닥에 닿는다.

Surya Namaskara

6

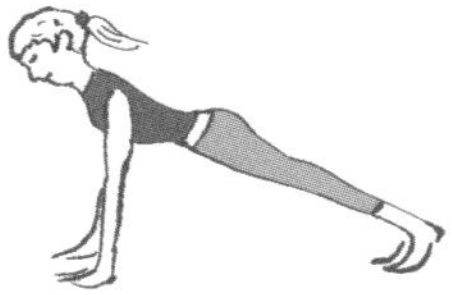

판(板) 자세

앞쪽에 있던 발을 뒤로 뻗어서 양발을 가지런히 모은다. 어깨 바로 아래에 손바닥이 오도록 한다. 배를 쏙 들어가게 한 다음 몸을 최대한 일직선이 되게 유지한다. 자연스러운 호흡을 유지한다.

5

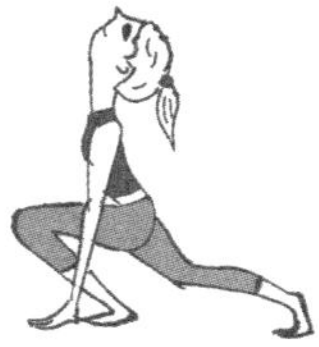

목우(牧牛) 자세

손바닥을 바닥에 짚고, 한쪽 발을 최대한 뒤로 착지시킨다. 앞쪽 무릎은 완전히 구부리고 발뒤꿈치 위에 엉덩이가 닿을 정도로 중심을 낮게 잡는다. 머리는 곧게 위를 향해 펴준 다음 숨을 들이쉰다.

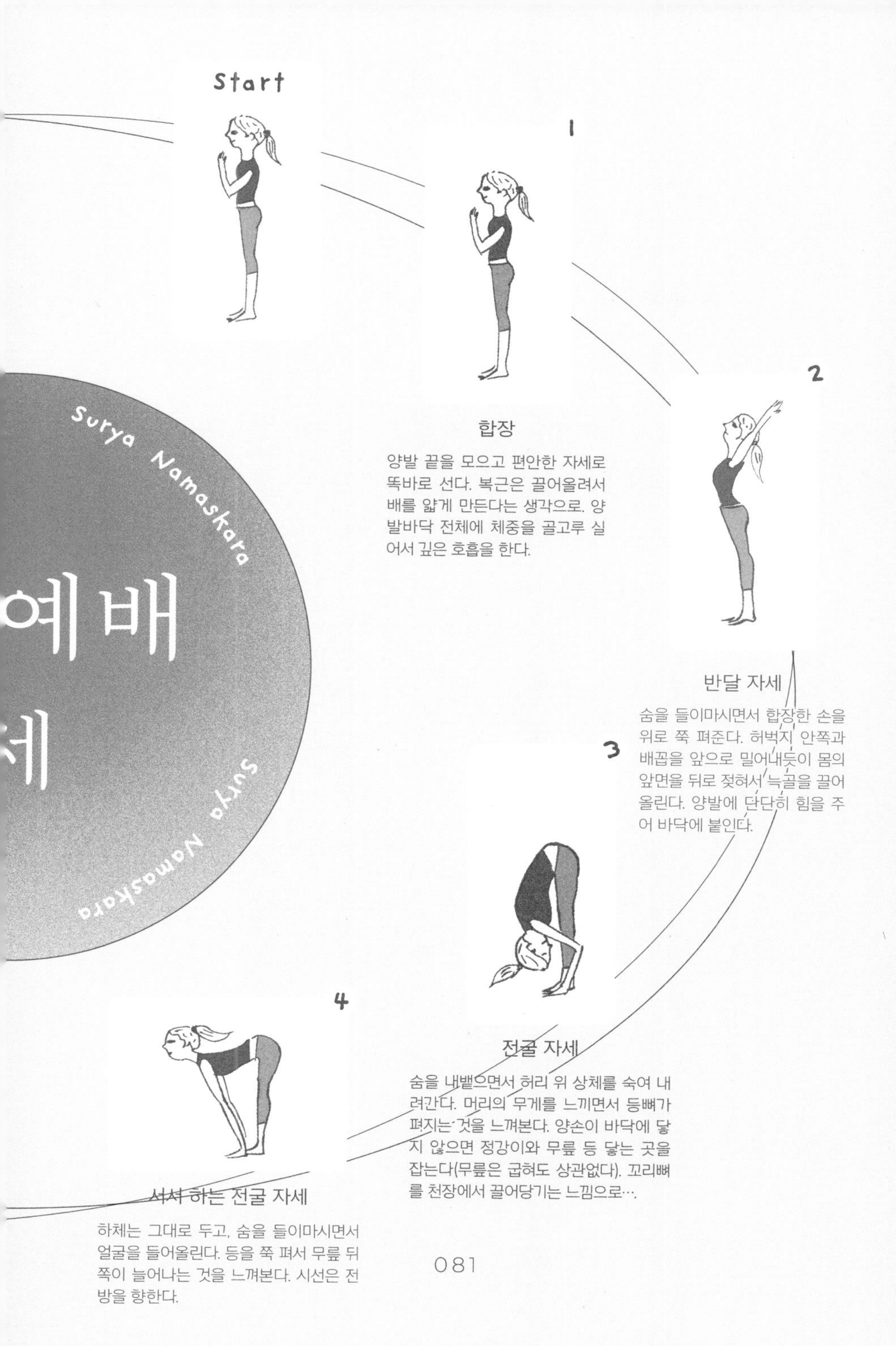

합장

양발 끝을 모으고 편안한 자세로 똑바로 선다. 복근은 끌어올려서 배를 얇게 만든다는 생각으로. 양발바닥 전체에 체중을 골고루 실어서 깊은 호흡을 한다.

반달 자세

숨을 들이마시면서 합장한 손을 위로 쭉 펴준다. 허벅지 안쪽과 배꼽을 앞으로 밀어내듯이 몸의 앞면을 뒤로 젖혀서 늑골을 끌어올린다. 양발에 단단히 힘을 주어 바닥에 붙인다.

전굴 자세

숨을 내뱉으면서 허리 위 상체를 숙여 내려간다. 머리의 무게를 느끼면서 등뼈가 펴지는 것을 느껴본다. 양손이 바닥에 닿지 않으면 정강이와 무릎 등 닿는 곳을 잡는다(무릎은 굽혀도 상관없다). 꼬리뼈를 천장에서 끌어당기는 느낌으로….

서서 하는 전굴 자세

하체는 그대로 두고, 숨을 들이마시면서 얼굴을 들어올린다. 등을 쭉 펴서 무릎 뒤쪽이 늘어나는 것을 느껴본다. 시선은 전방을 향한다.

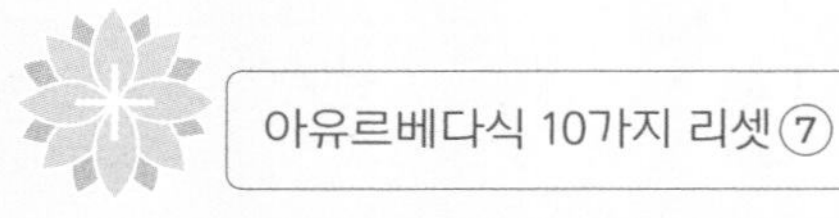

코 세척으로 명료한 사고력 갖기

이 방법은 지금까지 소개한 방법 중에 습관화하기가 가장 어려운 방법인데, 실천할 수만 있다면 얻을 수 있는 효과가 큽니다.

이 리셋 방법은 **생리식염수를 코로 넣어 입으로 뱉어내는 '코 세척'**입니다. 코 세척을 아유르베다에서는 **'잘라 네티**(jala neti)'라고 부릅니다.

코 세척은 부비강에 쌓여 있던 더러운 것을 배출하는 것인데, 부비강은 코안에 있는 여덟 곳의 동굴을 가리킵니다.

눈에는 보이지 않지만, 공기 중에는 여러 가지가 떠다니고 있습니다. 먼지, 꽃가루, 바이러스, 세균 등 다양한 더러운 것들이 호흡을 통해 코로 들어오게 됩니다. 따라서 부비강에는 세균이나 바이러스가 번식하여 고름이 쉽게 생기는 것입니다.

코를 세척해서 비강을 깨끗하게 만들어주면 화분증과 같은 알레르기, 감기, 독감과 같은 감염증을 예방하고 치료할 수 있습니다.

코 세척을 권장하는 이유는 **아유르베다에서 코는 가슴으로 이어지는 직접적인 경로라고 생각**하기 때문입니다. 즉 **코를 정화시키는 것은 '의식'에도 크게 영향을 끼친다**고 생각합니다.

동양의학적인 관점에서 보면 코를 정화시키는 것은 오감과 사고를 명료하게 하는 데 도움을 줍니다. 따라서 평소에 과식 때문에 낮시간에 자주 졸리는 사람이나 맛이 강한 음식을 좋아해서 미각이 둔해진 사람일수록 코 세척을 꾸준히 하면 미각이 살아나는 것을 느낄 수 있으며, 낮시간에 멍해지는 일이 줄어드는 것도 느낄 수 있습니다.

실제로 코 세척을 하면 알레르기의 원인 물질과 바이러스, 세균을 제거할 수 있어서 전신의 건강에도 도움을 주므로 호흡기내과나 이비인후과에서도 부비강염을 개선하기 위해 코 세척을 권장하고 있습니다.

코 세척을 할 때 같이 하면 좋은 습관이 있는데, 바로 **'나스야(Nasya)'**입니다. 나스야는 아유르베다의 치료법 중 하나입니다.

원래 다양한 오일을 사용하는 본격적인 방법이 있지만, 이 책에서는 안전하고도 간단하게 셀프 케어가 가능하도록 콧구멍에 오일을 도포하기만 하면 되는 간편한 방법을 소개하고자 합니다.

코 세척을 하고 나면 소금물이 비강을 건조하게 하기 때문에 우리 몸은 보다 많은 점액을 분비하여 코의 점막을 보호하려고 합니다. 그래서 코 세척을 한 후 오일을 콧구멍에 도포하는 것입니다. 이렇게 하면 코점막을 보호하여 강하게 만들어 줄 수 있습니다.

이처럼 코 세척은 **생리식염수만으로는 불충분하며, 오일로 보호를 해주어야 청결하고 튼튼한 비강을 만들 수 있습니다.**

콧구멍에 오일을 도포하면 코와 목을 촉촉하게 만들 뿐만 아니라 생각을 맑게 해주어 긴장성 두통을 해결해주며, 코 막힘을 개선하는 효과도 있다고 합니다.

제가 스리랑카에서 있었던 아유르베다 시설에서도 '나스야' 치료를 자주 하곤 했습니다.

그곳에서는 각각의 증상에 맞는 오일을 코를 통해 넣고 입으로 뱉어내는 방법을 사용했는데, 입으로 뱉어낸 오일은 머리 쪽에 쌓여 있던 노폐물과 함께 나오기 때문에 오일의 색이 달라졌던 것을 지금도 기억하고 있습니다.

나스야에 쓰는 오일은 특수 오일인데, 다음 페이지의 마사지에 사용하는 태백참기름과 같은 방법으로 사용하면 됩니다.

코 세척 팁

준비물

1. 얼굴 크기 정도의 용기(천 원 숍에서 판매하는 그릇을 사용해도 무방)
2. 정수기에서 받은 따뜻한 물
3. 정수기 물(수돗물은 염소가 많이 포함되어 있어 자극이 강하므로 사용하지 않는 것이 좋음)
4. 소금(가능한 한 품질이 좋은 것)
5. 500mℓ 페트병 빈 병

계량 저울이 있으면 물 1ml에 소금 9g을 넣으면 되고, 계량 저울이 없는 경우에는 500ml 페트병의 병뚜껑에 소금을 가득 평평하게 채워서 병 안에 넣어 녹이면 0.9%의 농도를 맞출 수 있습니다.

먼저, 그릇에 소금을 넣고 정수기 물을 넣어 섞은 다음 뜨거운 물을 조금씩 넣어 온도가 체온과 비슷해지게 맞춰줍니다. 0.9% 농도의 생리식염수를 만든 다음 한쪽 코를 완전히 누른 상태에서 살짝 앞으로 숙여서 입으로 '흥'하고 소리를 낼 때 진동을 이용해서 코로 생리식염수를 들이마시고 입으로 내뱉습니다.

코가 막혔거나 들이마시는 것을 세게 하지 못하는 사람들에게는 처음에는 들이마시는 것이 어려울 수 있는데, 꾸준히 연습하면 코로 들이마시기가 쉬워집니다. 한 번 할 때 양쪽 코 합쳐서 500ml가량 하면 좋습니다.

코 세척이 끝나면 고개를 숙여 인사하는 자세로 코를 가볍게 풀어 코안에 남아 있는 물을 다 빼내 줍니다. 물이 귀 쪽으로 흘러 들어가면 중이염이 될 우려가 있으므로 코 세척은 항상 앞으로 숙인 자세에서 실시합니다.

하루에 한 번 일어나자마자 하거나 더 깨끗하게 세척을 원하는 사람은 자기 전에 한 번 더 해도 좋습니다.

지나치게 많이 하면 코 점막에 자극을 주므로 하루에 세 번 이상은 하지 않는 것이 좋습니다.

그릇에서 생리식염수를 들이마시는 것이 어렵다면 네티 팟(Neti Pot)이라고 하는 전문 도구와 스푼 타입의 코 세척 도구를 구입해서 사용해도 좋습니다.

코 세척이 끝나면 다음 페이지의 마사지에서 사용하는 태백참기름을 새끼손가락으로 덜어 콧구멍에 넣고 숨을 깊이 들이마십니다.

오일이 콧속으로 들어가면 손가락에 묻어 있는 나머지 오일은 코안에 도포하면 됩니다. 코의 건조를 방지하고 점막을 강화하는데 도움이 되므로 건조해서 코피가 생기는 것을 방지해주는 효과를 얻을 수 있습니다.

아유르베다식 10가지 리셋⑧

참기름 마사지로 웬만한 고민거리 해결하기

저는 고급화장품도 쓰지 않을뿐더러 피부 관리를 받으러 다니지도 않지만 피부가 좋다는 칭찬을 자주 듣습니다.

제가 어떻게 피부 관리를 하고 있냐고요? 저는 지금까지 몇 번 설명해 드렸던 태백참기름으로 셀프마사지를 하고 있습니다.

참기름은 항(抗)산화물질과 칼슘을 풍부하게 함유하고 있으며, 특히 세사몰(sesamol)이라고 하는 항산화 성분은 최근 영양보조제로도 만들어질 정도로 안티에이징에 대단히 좋은 성분입니다.

항산화 성분은 활성산소가 세포에 상처를 내는 것을 억제하고, 콜레스테롤의 상승을 방지합니다. 또한 피부와 근육, 뼈를 튼튼하게 해주기도 합니다.

저도 예전에는 고급화장품으로 화장수에서부터 로션, 크림까지 전부 갖춰 놓고 사용하곤 했으며, 피부과에 다니고 피부관리실에도 다니곤 했습니다. 하지만 피부 관리는 다른 사람에게 맡기는 것보다 직접 하는 것이 훨씬 좋다고 생각합니다. 무엇보다도 참기름으로 하는 관리는 어딘가에 갈 필요도 없을뿐더러 돈도 들지 않고, 간편하면서 효과도 뛰어난 방법입니다.

참기름 마사지를 시작하고 나서 피부가 좋아진 것 외에도 한 가지 더 좋은 변화가 있었습니다. 그것은 바로 변비가 개선되었다는 것입니다.

그도 그럴 것이 화장품이나 피부관리에 투자했던 때는 몸 바깥쪽에 여러 가지 관리를 하기는 했지만 정작 중요한 몸 안쪽의 혈액 순환이나 배설은 잘되지 않고 있었습니다.

피부는 먹은 음식을 소화함으로써 만들어지는 것입니다. 이는 결국 변비는 소화가 잘되고 있지 않다는 신호이므로, 피부 상태가 나빠지는 것은 당연한 일입니다.

피부로 먹는 약 —— 오일의 힘

아유르베다의 오일마사지는 피부를 촉촉하게 할 뿐만 아니라, 배설을 도와주기 때문에 컨디션도 좋아지면서 몸 안쪽에서부터 아름다워지게 해줍니다.

셀프마사지에서는 주로 태백참기름을 사용합니다(체질, 컨디션에 따라 다르게 사용합니다). 참기름은 다른 오일에 비해 입자가 곱고 피부에 발랐을 때 쉽게 피부에 흡수되는 (경피흡수) 성질을 가지고 있습니다.

경피흡수된 오일은 혈액에 도달하여 온몸을 돌게 됩니다. 아유르베다 경전에는 **오일은 피부에 바르면 15분 만에 뼈까지 도달한다**고 적혀 있어서, 저는 오일을 **'피부로 먹는 약'**이라고 부릅니다.

기름이라고 하면 다이어트 중인 여성들은 저항감을 느낄 수도 있지만, 지질은 단백질, 당질과 나란히 우리 몸에 없어서는 안 되는 3대 영양소 중 하나입니다.

몸속에 있는 세포막과 호르몬의 재료는 기름, 즉 지질입니다. 따라서 지질이 부족하면 세포의 복구가 어렵습니다.

참기름은 세포를 복구하여 몸을 녹슬게 만드는 활성산소의 활동을 저해하는 항산화력을 생성합니다. 무엇보다 중요한 것은 기름의 '유성(油性)'이 몸속이 건조해지는 것을 완화시켜 혈액의 순환과 림프의 순환을 돕는다는 것입니다.

또한 화장품은 우리가 피부 바깥에 아무리 열심히 발라도 피부의 각질층까지만 도달합니다.

각질층은 이미 죽은 세포이기 때문에 화장품만으로는 기미나 주름을 개선하기 어렵습니다. 하지만 오일은 경피흡수가 가능하므로 세포 자체에 활기를 줄 수 있으며, 새롭게 건강한 피부를 만드는 것을 돕습니다.

제가 진행하는 강좌에 오셨던 분 중 한 분은 4일에 한 번밖에 배설하지 못했는데, 셀프마사지를 시작한 지 2주도 지나지 않아 매일 배설을 할 수 있게 되었습니다.

이뿐만 아니라 발뒤꿈치가 갈라지는 증상도 사라졌습니다.

아유르베다를 시작하기 전에는 발뒤꿈치가 건조해서 갈라지는 것이라고 생각했는데, 사실은 혈액이 오염되어 발뒤꿈치의 피부까지 충분히 신진대사가 이루어지지 않았던 것입니다.

셀프마사지를 시작한 후로는 저뿐만 아니라 수강생들 모두가 보습크림 없이도 1년 내내 윤기 나는 발뒤꿈치를 유지하게 되었습니다.

또한 **참기름은 몸을 따뜻하게 만드는 작용**도 하는데, 이는 몸속의 불 에너지를 강하게 만들기 때문입니다. 시험 삼아 지금부터 소개하는 전신 마사지를 해보면 춥지 않은 실내라면 신기하게도 살짝 땀을 흘릴 정도로 몸이 따뜻해지는 것을 느낄 수 있습니다. 따라서 참기름 마사지는 냉증에도 도움이 됩니다.

오일마사지의 효과는 이뿐만이 아닙니다. 오일마사지는 정신적으로도 대단히 도움이 됩니다.

오일마사지를 할 때 손이 피부에 닿기 때문에 '세로토닌'이라는 물질이 분비되는데, 세로토닌은 행복 호르몬이라고도 불리며, 불안한 마음이나 초조한 기분을 억제하는 효과가 있기 때문입니다.

'오일마사지를 하면 내 몸을 사랑하게 돼요' '마사지를 하면 마음이 차분해지기 때문에 아무리 바빠도 마사지를 하고 싶어 조금이라도 시간을 내서 마사지를 해요' '마사지를 하면 기분이 좋아지니까 의무감이 아니라 하고 싶어서 계속하게 돼요' 등등 수강생들의 후기를 보면 세로토닌의 효과가 크다는 것을 알 수 있습니다.

또한 마사지하면 정신적으로 대단히 편안해지기 때문에 초조함도 사라지며 쉽게 잠들 수 있고 숙면에도 도움이 됩니다.

이뿐 아니라, 잡념이 사라지고 집중력도 높아집니다. 그리고 세포에 활력이 생기기 때문에 뼈를 건강하게 해주고 피부도 튼튼하게 만들어 부상을 입을 가능성도 낮아집니다.

물론 근육의 피로도 덜어주기 때문에 어깨 결림, 근육통, 목 결림도 사라집니다. 이 정도의 효과는 비교하자면 한 달에 한 번 정도 받는 피부관리로는 절대로 얻을 수 없는 효과입니다.

매일 5분씩이라도 셀프마사지를 꾸준하게 하면 평생 젊은 외관과 내면의 건강을 얻을 수 있습니다.

오일마사지 팁

오일은 '태백참기름'을 사용하는데, 참기름에 알레르기가 있는 경우에는 피부에 발랐을 때 가렵거나 피부가 건조해져서 까슬까슬해집니다.

오일마사지가 처음이라면 패치테스트를 해서 혹시 가렵거나 건조해지면 중지해야 합니다. 참기름 알레르기가 있는 사람은 코코넛오일을 사용해도 됩니다.

또한 타입에 따라 따뜻한 성질이 있는 참기름이 피부에 염증을 일으키는 경우가 있습니다. 그런 경우에도 코코넛오일을 사용하면 좋습니다.

태백참기름은 큐어링이라고 하는 가열 처리를 해서 사용합니다. 65페이지에서 설명했듯이 200도에서 60분 가열하는 것이 항산화 성분이 활성화되기 때문에 제가 권장하는 이상적인 방법이지만, 100도에서 10분간 가열해도 괜찮고, 가열을 하지 않아도 무방합니다. 물론 200도에서 60분간 가열하는 것이 가능한 경우에는 충분히 주의를 기울여서 하면 됩니다.

최근에는 마사지용으로 큐어링을 한 참기름을 온라인에서 구입할 수 있으므로 구입해서 사용해도 좋습니다.

코코넛오일을 사용하는 경우에는 큐어링을 하지 않고 사용합니다. 참기름을 사용했을 때 얼굴은 가려운데 몸은 괜찮은 경우, 얼굴에는 코코넛오일, 몸에는 참기름으로 부위별로 구분해서 사용하면 됩니다.

마사지를 위한 환경

1. 조용한 장소에서 하기

마사지에는 '명상' 효과도 있습니다.

저를 포함하여 많은 현대인은 지나치게 바쁜 일상 속에서 '가만히 조용하게 앉아 있는' 시간이 거의 없습니다.

늘 움직이고 있으며, 앉아 있는 시간에도 늘 무언가를 생각하고 있습니다. 그래서 더욱 고요함 속에서 자신의 몸 그리고 마음과 마주하는 시간은 바쁜 현대인들에게는 무엇과도 바꿀 수 없는 귀한 시간입니다.

잡음으로 가득 찬 세상에서 벗어나 찬찬히 자신과 마주하는 시간을 통해 정신적으로 평온해질 뿐만 아니라 직관력과 집중력이 좋아져 업무 능률도 향상됩니다.

아유르베다는 오감의 감각을 발달시켜 오감을 기쁘게 만드는 방법입니다.

반드시 조용한 장소에서 신성한 마음으로 마사지하는 습관을 들이는 것이 좋습니다.

또한 강한 향이 나거나 시야가 산만한 것도 명상하는 데 방해가 되므로 좋지 않습니다.

아로마 향을 피워도 좋지만 인공적으로 강한 향은 피하고, 라벤더나 샌들우드와 같은 자연스럽고 부드러운 향을 선택하면 좋습니다. 방도 평소에 정리하는 것이 가장 좋지만, 힘든 경우에는 적어도 마사지하는 장소는 시야에 많은 물건이 흐트러져 있지 않도록 정리가 된 곳에서 할 것을 권장합니다.

2. 따뜻한 방에서 하기

온몸을 마사지해야 하므로 옷을 벗거나 얇게 속옷만 입고 마사지하는 것이 일반적입니다. 추운 방에서 추위를 참아가면서 마사지를 하면 오히려 스트레스가 되어 마사지를 습관화하는 것이 어려워지고, 근육이 경직되므로 마사지 효과가 반감될 수 있습니다.

여건이 허락된다면 난방이 되는 방에서 해도 좋고, 욕실이 따뜻한 경우에는 욕실 안에서 해도 좋습니다. 저는 주로 파우더 룸에서 히터를 틀어놓고 마사지를 하곤 합니다.

마사지하는 방법

원래는 전신 마사지를 매일 하는 것이 좋지만, 처음 하는 분에게는 어려울 수 있습니다.

그런데 아유르베다에서는 바쁠 때라도 지금부터 소개하는 세 군데를 마사지하면 전신을 마사지한 것과 같은 효과를 얻을 수 있는 것으로 알려져 있습니다.

한 번에 모든 것을 다 할 필요는 없습니다. 가능한 것부터 하나씩 실천하면 됩니다.

Step 1 발바닥 마사지

발에는 반사구라고 불리는 '전신의 장기(臟器)와 기관(器官)에 반영되어 영향을 끼치는 경혈(經穴) 같은 것'이 많이 있습니다. 위(胃)와 폐(肺)처럼 장기의 명칭이 적혀 있는 총천연색의 발 경혈 위치도를 본 적이 있나요?

발바닥을 마사지했을 때 온몸에 그 효과가 나타나는 것은 서양의학뿐만 아니라 동양의학에서도 인정하는 사실입니다. 발바닥의 경우, 자기 전에 조금만 마사지하고 뜨거운 타월로 닦아주면 쉽게 잠드는 데 도움이 되므로 바쁜 사람들에게는 특히 권장합니다.

발바닥 마사지

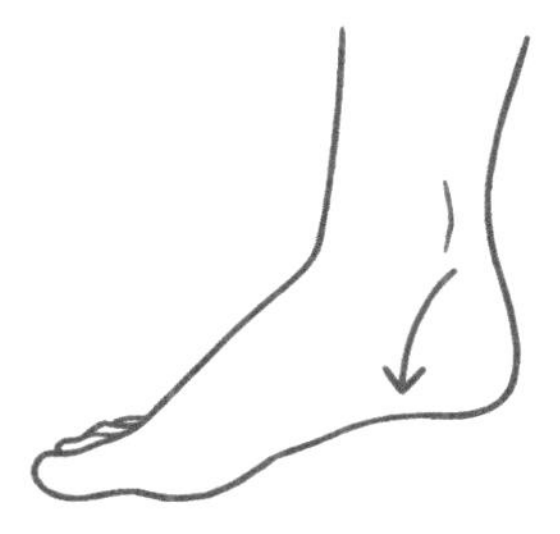

발뒤꿈치 마사지. 안쪽 복사뼈 아래쪽에서부터 발바닥을 향해 엄지손가락으로 쓸어내립니다. 그런 다음 바깥쪽 복사뼈도 같은 방법으로 위에서 아래로 (발바닥 쪽으로) 쓸어내립니다.

1

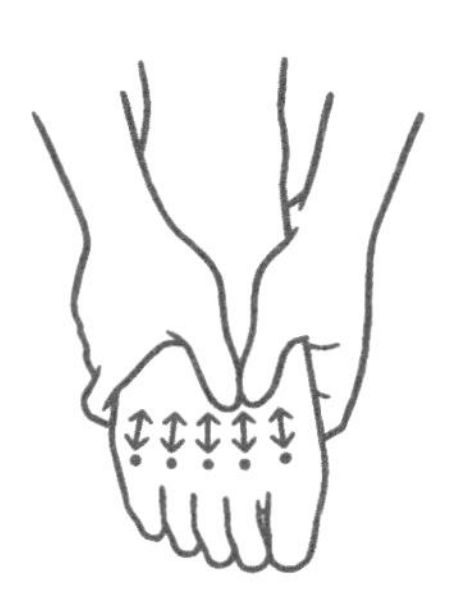

발등 마사지. 발바닥을 양손으로 감싸듯이 잡고, 발가락의 뼈와 뼈 사이를 엄지손가락으로 누릅니다. 발가락의 뼈 사이에 쌓여 있던 불필요한 노폐물을 흘려보낸다는 생각으로 위아래로 쓰다듬어 주면 됩니다.

2

3

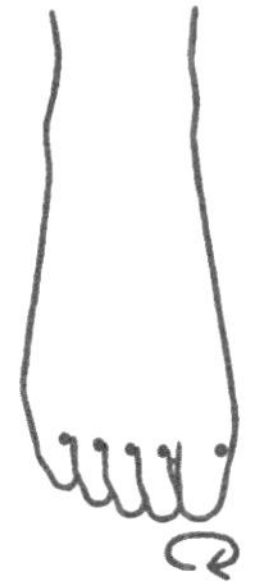

엄지발가락에서 새끼발가락까지 엄지손가락, 집게손가락, 가운뎃손가락으로 발과 발가락의 연결 부분을 하나하나 잡고 빙글빙글 돌려줍니다.

4

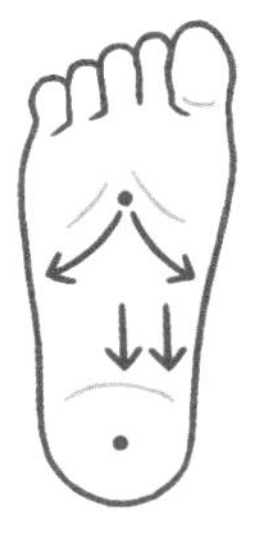

엄지손가락으로 발바닥 한가운데, 용천혈을 세게 누른 다음 여덟 팔자를 그리듯이 안에서 바깥쪽으로 쓸어내립니다. 그런 다음, 손으로 주먹을 만들어서 주먹으로 발바닥의 아치에서 발뒤꿈치까지 힘차게 밀어냅니다. 마지막으로 발뒤꿈치 한가운데를 엄지손가락으로 누릅니다.

Step 2 귀 마사지

아유르베다에서 아무리 바빠도 반드시 해야 하는 두 번째 마사지 부위는 귀입니다.

동양의학에서는 **귀를 생명 에너지가 모이는 장소**라고 보고 있습니다(腎(신장)이라고 부릅니다).

귀를 만져보세요. 주물렀을 때 어떤 느낌이 드나요? 부드럽나요?

만일 주물렀을 때 딱딱하고 아픈 느낌이 든다면 생명 에너지가 약하다는 신호입니다.

온몸과 연결되어 있는 귀를 마사지해 주면 생명 에너지가 부활하게 됩니다. 오일을 묻혀서 하면 좋지만, 묻히지 않아도 마사지 효과는 있습니다. 귀에 감염증이 있는 사람은 귀에 오일이 들어가지 않도록 조심합니다.

귀 마사지

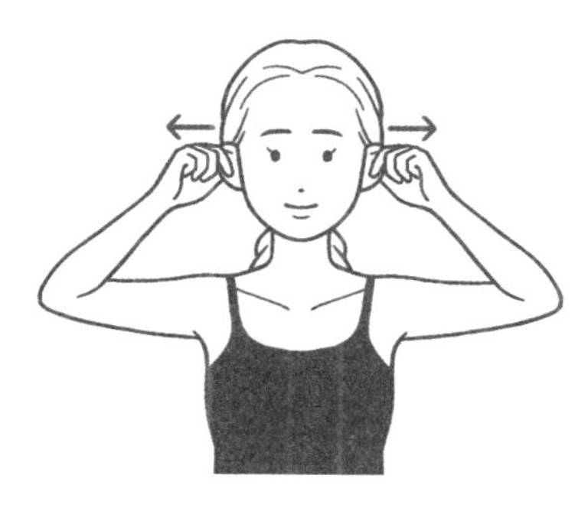

먼저 양쪽 귀를 엄지와 검지로 귀 뒷부분을 잡고 기분이 좋을 정도까지만 옆으로 쭉 잡아당깁니다.

1

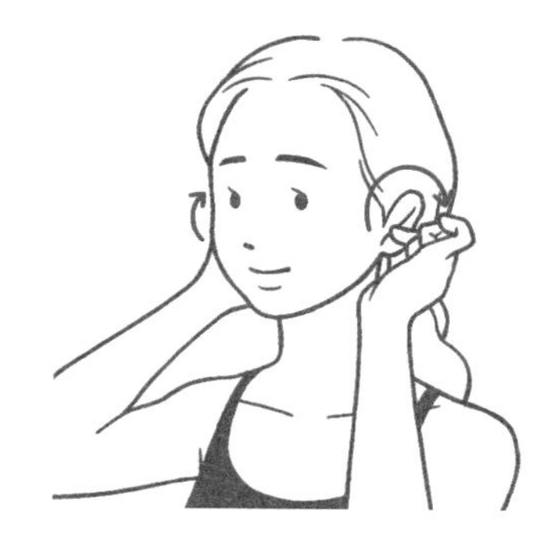

귀 뒷부분을 잡은 상태에서 귀를 앞쪽으로 잡아당깁니다. 그런 다음 천천히 원을 그리듯이 뒤로 돌려줍니다. 한 바퀴 돌리고 나면 반대쪽으로 돌려줍니다.

2

3

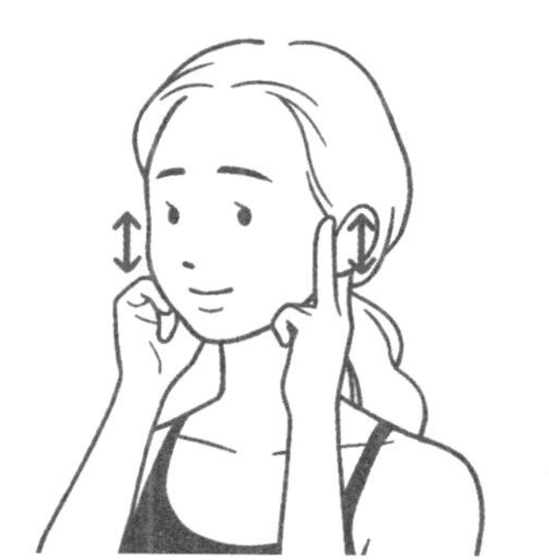

그런 다음, 양쪽 귀를 검지와 중지 사이에 끼고, 입을 꽉 다물었을 때 힘이 들어가는 저작근을 누르면서 위아래로 움직여줍니다.

4

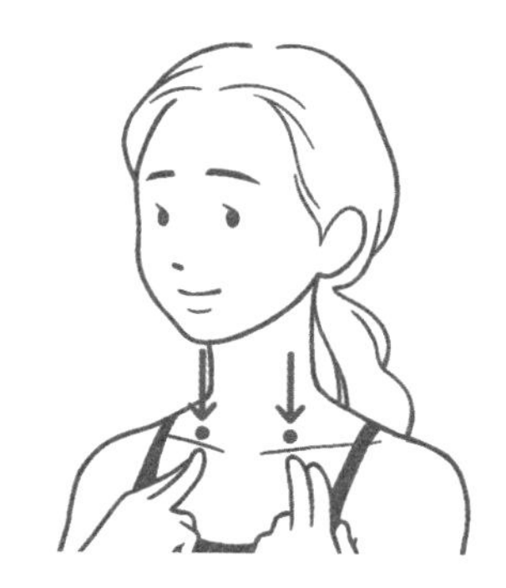

검지와 중지를 목까지 미끄러지게 해서 노폐물을 림프까지 흘려보냅니다.

Step 3 머리 마사지

Step 1과 Step 2에서 셀프마사지와 오일의 감촉에 익숙해졌다면 다음은 머리 마사지를 해볼 차례입니다.

아유르베다에서 아무리 바빠도 반드시 해야 하는 세 번째 마사지 부위는 머리입니다. 제 살롱에서도 대단히 인기가 많은 것이 바로 머리 마사지입니다. 두피를 풀어주면 안면신경을 포함한 뇌 신경이 완화되어 혈액 순환도 좋아지기 때문에 스트레스 완화, 두통 해소, 수면의 질 향상, 피부미용, 탄력향상 효과 등 다양한 효과를 얻을 수 있습니다.

두피 마사지는 최근 뇌(腦)신경외과 등 서양의학에서도 그 효과를 인정받고 있는데, 원래 아유르베다가 원조라고 알려져 있습니다.

두피 마사지는 자율신경을 조절하기 때문에 전신에 효과가 있는데, 이를 5000년보다 더 전부터 알고 있었다는 것을 보면 전통의학의 심오한 지식에 감탄하게 됩니다.

두피 마사지로 자율신경을 조절하는 프로세스는 104페이지를 참고하기 바랍니다.

머리&얼굴 마사지

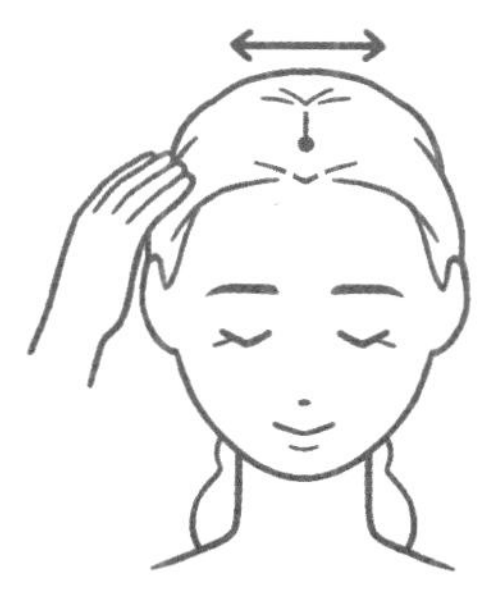

1

먼저, 정수리에 오일을 묻힙니다. 눈썹에서부터 손가락 여덟 개를 붙인 만큼 위의 위치가 '에너지 포인트'라고 불리면서 '기'가 들어오고 나가는 부위입니다. 그곳에 오일을 바르고, 오른손으로 에너지 포인트에 문질러 바르듯이 자극해줍니다.

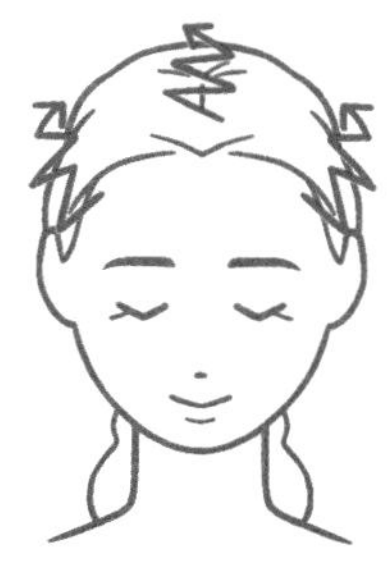

2

머리 전체에 샴푸를 할 때처럼 오일을 바르고 양손으로 골고루 어우러지게 해줍니다. 머리카락이 아니라 두피에 바른다는 느낌으로 합니다. 손톱을 세우지 않도록, 손가락의 불룩한 부분으로 두피를 확실하게 누르고 측두부, 후두부를 지그재그를 그리듯이 마사지합니다.

3

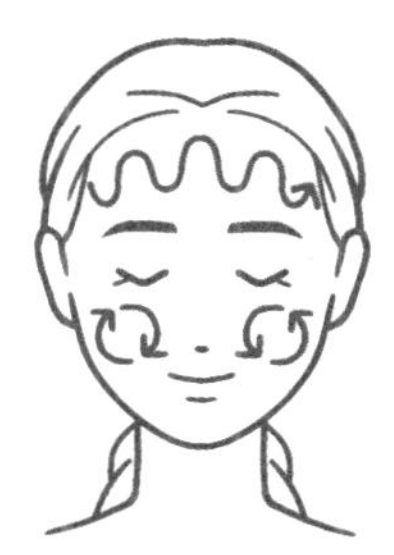

다음은 얼굴을 마사지합니다. 오일을 묻히고, 이마에 손바닥을 밀착시킨 채로, 왼손으로 이마의 가로 주름을 위아래로 펴준다는 느낌으로 파도를 그리듯이 오른쪽에서 왼쪽으로 손을 움직여줍니다. 볼은 양손을 밀착시켜서 원을 그리듯이 빙글빙글 기분 좋은 정도의 압력을 주면서 마사지합니다.

4

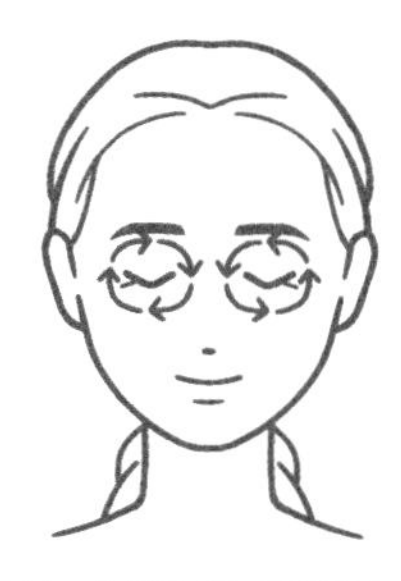

계속해서 눈 주변도 양 손가락의 불룩한 부분으로 원을 그리듯이 마사지합니다. 힘을 너무 많이 주지 말고 오일을 사용하여 미끄러지듯이 마사지합니다.

1. 두부(頭部)의 피부와 근육이 풀어져 혈류가 개선된다.
2. 심장에서 두부로 혈액을 보내기가 쉬워져, 그 통로에 있는 머리와 어깨도 혈류가 개선된다.
3. 뇌의 혈류가 좋아지면 자율신경을 컨트롤하는 시상하부라는 부위가 활성화된다.
4. 시상하부로부터 다양한 호르몬 분비에 관여하는 '하수체(下垂體)'라는 부위에 지령이 전달되어 성장호르몬과 여성호르몬과 관련된 난포자극호르몬과 황체형성호르몬이 분비된다.

오일을 사용하지 않는 마사지도 좋지만, 오일을 사용하면 비듬 예방이나 두발 건조 예방에도 도움이 되므로 샤워하기 전에 해 보기 바랍니다.

세 가지 기본 마사지로 365일 기분 좋게 지내기♪

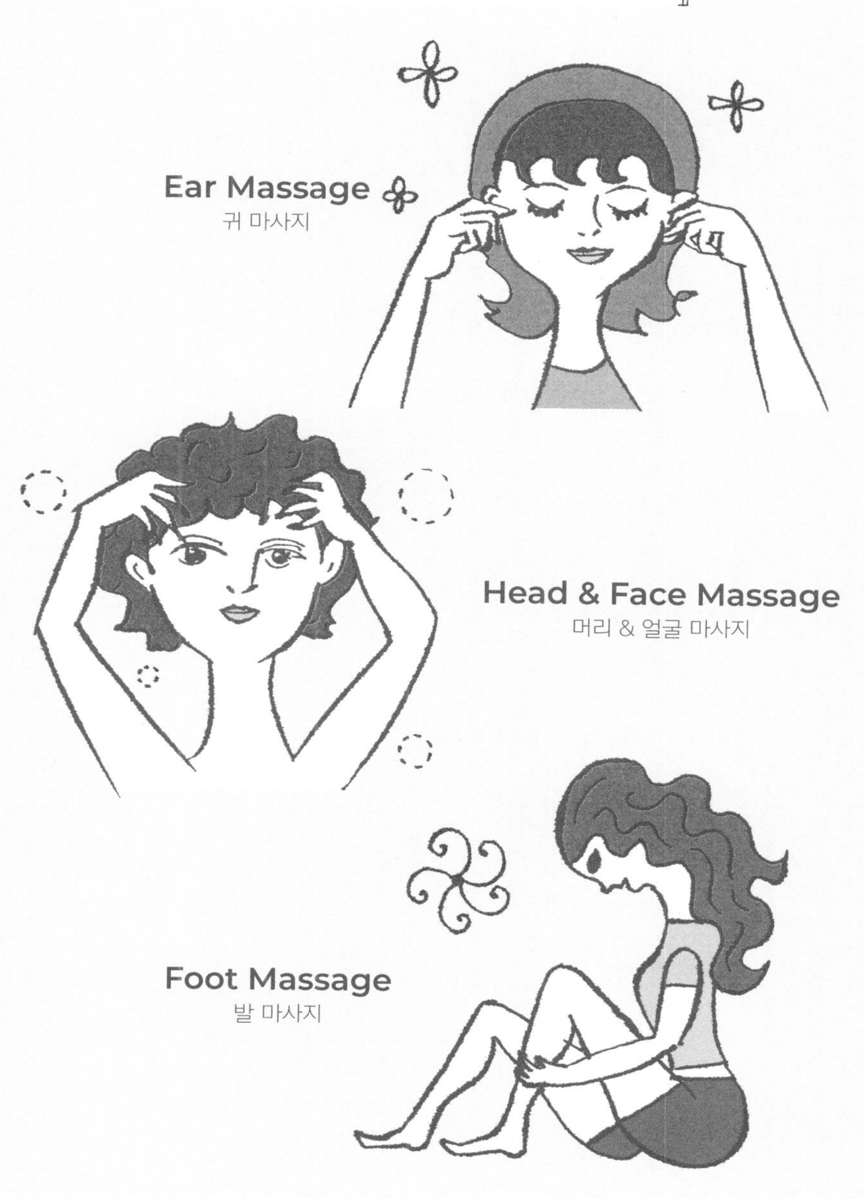

전신 마사지

부위 별로 하는 마사지뿐만 아니라, 전신 마사지를 하고 싶은 분들을 위해 전신 마사지 방법을 소개합니다.

방 안에서 전신 마사지를 하는 경우, 더러워져도 무방한 목욕 타월을 깔고 그 위에서 마사지하도록 합니다. 큼직한 스푼으로 한 스푼가량의 오일을 손에 덜어서 손바닥으로 따뜻하게 데운 다음 피부에 바릅니다. 손이 차가운 사람은 중탕으로 오일을 40도 정도로 데우면 됩니다.

1. 먼저, 머리 마사지와 귀 마사지를 합니다.

2. 다음으로 목과 어깨 마사지를 합니다. 머리는 전체를 밑에서 위로 양손으로 최대한 손을 밀착시켜서 문지르고, 어깨는 관절 위에서 손바닥 전체를 사용해서 원을 그리듯이 마사지합니다.

3. 다음에는 팔과 손가락을 마사지합니다. 먼저 어깨 관절을 양손으로 원을 그리듯이 문지르고 난 다음, 팔꿈치관절까지 쓸어내

리고, 팔꿈치 관절을 문지릅니다. 그런 다음, 손목까지 쓸어내리고 손목 관절 위를 빙글빙글 문지릅니다. 손가락도 하나하나 문질러서 오일이 스며들게 합니다(손가락 안쪽과 바깥쪽을 모두 마사지하면 좋습니다).

4. 다음은 가슴을 마사지합니다. 가슴 주변을 원을 그리듯이 바깥쪽으로 돌리고 안쪽으로 돌리면서 마사지합니다.

5. 이어서 배, 등, 허리를 마사지합니다. 배는 시계 방향으로 오른손을 밀착시켜서 크게 원을 그리듯이 마사지합니다. 등은 손등에 오일을 묻혀서 등에서 허리까지 배를 마사지할 때와 같은 방법으로 원을 그리듯이 마사지합니다. 허리는 허리의 잘록한 부분을 양손의 엄지로 가볍게 지압합니다.

6. 마지막으로 발을 마사지합니다. 발은 서혜부, 무릎 위, 종아리의 가장 굵은 부분, 발목의 네 곳을 2번과 같은 방법으로 손바닥 전체로 빙글빙글 원을 그리듯이 마사지하면서 쓸어내려 줍니다(발 안쪽과 바깥쪽 양쪽을 모두 마사지할 것을 권장합니다).

흔히 '림프 마사지는 발끝에서부터 심장을 향해야 하는데, 아유르베다는 발끝을 향해 쓸어내니 반대 방향이네요'라는 말을 많이 듣습니다. 맞는 말씀입니다. 아유르베다 마사지는 '기'의 흐름을 따라 하기 때문에, 심장에서부터 손끝, 발끝을 향하는 방향으로 문질러줍니다(감량을 목적으로 하는 트리트먼트는 발끝에서부터 위로 문질러줍니다). 그리고 발 전체가 끝나면 발바닥을 마사지합니다. 방법은 Step 1 (98페이지)의 방법과 같습니다.

이렇게 하면 마사지가 마무리됩니다. 그대로 따뜻한 물로 샤워해 씻어내도 좋습니다.

원래는 마사지 후 15~20분 정도 입욕을 하면서 오일을 한층 몸에 침투시키는 것이 좋지만, 전신 마사지를 한 것만으로도 충분히 경피흡수가 되었기 때문에 괜찮습니다.

마사지를 하는 동영상은 109페이지의 QR code를 찍어 참고해서 실천해보시기 바랍니다.

몸에 남아 있는 오일은 따뜻한 물로 잘 씻어냅니다. 원래 피부가 건조한 사람은 피부가 오일을 흡수해서 피부에는 거의 오일이 남아 있지 않을 것입니다. 오일이 끈적하게 남아 있는 사람은 비누로 씻어내도 무방하지만, 세정력이 강한 보디샴푸는 피부를 건조하게 만드는 원인이 되므로 권장하지 않습니다. 머리카락은 샴푸를 사용해 감아도 상관없습니다.

귀와 발바닥은 자기 바로 전에 마사지했더라도 타월로 닦아내면 바로 잠자리에 들 수 있으며, 머리는 샤워할 시간이 없다면 오일을 쓰지 않는 드라이 마사지를 해도 효과가 있습니다.

오일마사지를 한 후에는 바닥이 미끄러워질 수 있으므로 주의하도록 합니다. 또한 목욕탕이 오일로 미끄러울 때는 중성세제를 이용하면 쉽게 청소할 수 있습니다.

몇 번 사용해 오일이 잘 지워지지 않는 타월은 세탁하기 전에 한 번 뜨거운 물에 1시간 정도 담가둔 다음 세탁기에 넣으면 깨끗하게 세탁할 수 있습니다. 세탁기 안에 베이킹소다를 한 스푼 넣고 세탁해도 좋습니다.

영상으로 배우는
전신 마사지!

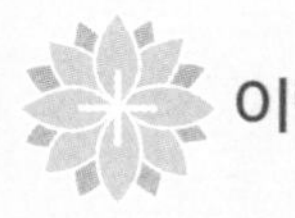

이럴 때는 마사지하지 마세요!

마사지하면 웬만한 컨디션 난조는 개선이 되지만, 마사지하면 안 될 때도 있습니다.

1. 참기름 알레르기가 있을 때

패치테스트를 해서 이상이 있을 때는 즉시 멈춥니다. 이때는 대신 코코넛오일을 사용하면 됩니다.

2. 배가 부를 때

오일마사지는 공복 시에 실시해야 하며, 식후에는 하지 않습니다. 가장 좋은 시간은 아침 식사 전 공복 시 입니다.

89페이지에서 설명했듯이 오일마사지는 피부를 통해 오일이라는 약을 먹는 것이기 때문에 음식을 먹었을 때와 마찬가지로 오일도 대사활동이 이루어져야 합니다. 공복 시에 마사지하면 오일의 대사가 잘 이루어지며, 오일마사지의 만족감으로 인해 공복이 잘 느껴지지 않기 때문에 자연스럽게 덤으로 소식까지 하게 됩니다.

3. 열이 있을 때

열이 난다는 것은 몸속에 바이러스와 같은 유해 물질이 침입했거나 염증이 생겼을 가능성이 있습니다. 왜냐면 사람의 몸은 열을 발산시킴으로써 면역계를 활성화시켜 자연치유력을 높이려고 하기 때문입니다. 그러므로 열이 날 때는 외부로부터 새로운 것이 들어가면 좋지 않습니다. 열이 내린 다음에 마사지하도록 합니다.

4. 상처가 났을 때

출혈을 동반하는 외상이 있을 때도 상처를 통해 잡균이 들어갈 가능성이 있으므로 마사지를 삼가도록 합니다.

5. 생리 중에

여성의 몸은 생리 중에 대단히 민감한 상태가 됩니다. 오일 향으로 인해 불쾌해지거나 피부에 가려움증이 생길 수 있으므로 생리 첫날부터 셋째 날까지는 마사지를 삼가도록 합니다.

6. 임신 중에

임신 초기는 몸이 민감한 상태이므로 마사지를 하지 않는 것이 좋습니다. 특히 배와 등 부위는 피하는 것이 좋습니다. 임신 후기에 안정된 상태라면 무릎 아래쪽 정도는 해도 문제가 되지 않습니다.

임신 중에는 특히 발이 붓기 때문에 무릎 아래쪽을 마사지하면 도움이 됩니다.

7. 나른함, 메스꺼움, 숙취 등 일시적으로 컨디션이 좋지 않을 때

메스꺼움이나 나른함과 같이 일시적으로 컨디션이 좋지 않은 것은 몸속에 독소가 생겼다는 증거입니다. 독소가 생겼을 때는 일단 영양을 보충하는 것이 아니라 배출시켜야 하므로 마사지는 하지 않도록 합니다.

아유르베다식 10가지 리셋 ⑨

목욕으로 하루의 피로와 더러움 씻어내기

휴식을 취할 때 가장 중요한 것은 '힘을 빼는 것'입니다. 몸이 뻣뻣하게 굳거나 잠을 자도 피로가 풀리지 않는 것은 보통 무의식적으로 몸에 힘이 들어가 있기 때문입니다.

몸에 힘이 들어간 사람은 겉에서 봤을 때 쉽게 알 수 있습니다. 자는 동안에 이를 악물고 있어서 턱 부분이 발달하게 되므로 상체가 늘 앞으로 기울어져 있고 어깨가 안쪽으로 말려 있으며 어깨도 솟아 있는 상태입니다.

이렇게 긴장된 몸을 풀어주는데 좋은 것이 **'입욕'**입니다. '탕치(湯治, 온천에서 목욕하여 병을 고침)와 같이 온천에 들어가 요양하는 문화가 있습니다. 목욕탕에 들어가 몸속까지 따뜻하게 만들어 땀을 흘리면 땀과 함께 몸속의 독소가 빠져나오는데, 그것만으로도 디톡스가 가능합니다. 그뿐만 아니라 혈액 순환을 촉진하기 때문에 대사를 증진시켜 피부를 젊게 만들어줍니다.

아유르베다는 증상이나 컨디션에 따라 목욕물에 허브나 스파이스, 우유 등 천연재료를 넣어서 씁니다.

아유르베다에는 '발한요법(發汗療法)'이라고 하는 치료가 있습니다. 본격적인 발한요법은 약용 허브를 달여 그 증기가 몸에 닿게 해서 땀이 나게 하는 방법인데, 입욕을 하는 것만으로도 효과가 있습니다.

입욕을 하라고 권장하면 흔히들 '느긋하게 목욕탕 안에 몸을 담그고 있는 시간이 아깝다'고 말하는 분들이 계십니다. 하지만 저는 바쁜 사람일수록 그럴 시간을 만들어야 한다고 생각합니다. 입욕을 하면 몸이 이완되므로 경직되어 있던 근육이 풀어져 수면의 질도 좋아지기 때문입니다.

뛰어난 운동선수일수록 몸을 이완시키는 일에 뛰어나다고 합니다. 근육을 움직일 때는 스프링처럼 늘어났다가 줄어들었다가 하면서 힘을 내게 되는데, 근육이나 신경 모두 계속 긴장한 채로 있다 보면 본래 가지고 있던 힘을 발휘하기가 힘들어집니다.

쉴 때는 충분히 이완하여 효율적으로 에너지를 충전해야 필요할 때 집중적으로 최고의 성과를 발휘할 수 있습니다.

목욕탕 안에 느긋하게 몸을 담그고 있는 것이 도저히 힘든 사람은 독서를 하거나 오디오북을 듣는 것도 좋습니다.

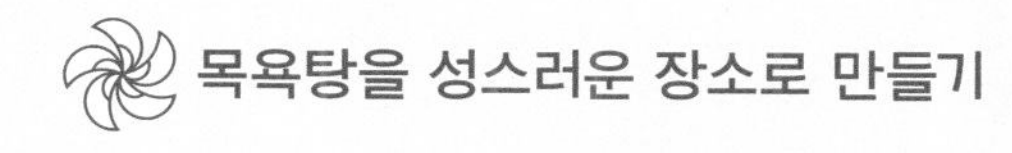

목욕탕을 성스러운 장소로 만들기

목욕은 몸을 디톡스 해줄 뿐만 아니라 몸을 정화하는 작용도 합니다.

원래 '부정을 씻어낸다'는 개념이 있는데, 이는 신토(神道, 일본의 고유 민족신앙)의 사고방식으로 '부정을 정화하는 것'을 말합니다. 부정이란 물리적인 더러움뿐만 아니라 죄, 과오, 죽음, 재앙 등 '부정(不淨)'을 연상시키는 것과 '기운이 없는'이라고도 표현하듯이 정신적으로 침울한 상태를 가리킵니다. 그런 공간과 몸에 감돌고 있는 부정을 없애는 것이 부정을 정화하는 것입니다.

물로 몸과 정신, 나아가서는 영혼까지 정화한다는 개념은 고대 이집트, 중국, 아메리카 원주민 등 많은 문화권에서 공통된 개념이기도 합니다.

아유르베다의 발상지인 인도에서는 갠지스강에서 하는 목욕이 널리 알려져 있는데, 이때 사람들은 '만트라'라고 불리는 기도의 언사를 사용한다고 합니다.

사실, 우리도 집안의 목욕탕을 정화의 장소라고 생각하여 같은 효과를 얻을 수 있습니다. 조금 더 의식을 고양하고 싶다면 기도

말을 속삭여도 좋습니다.

'이 물에는 어머니이신 달의 에너지와 아버지이신 태양의 에너지로 빛이 비치고 있습니다. 이 물은 나를 정화합니다'라고 말하면서 물에 들어가기만 하면 됩니다.

또한 물을 끼얹을 때도 몸과 마음에 쌓여 있던 더러움이 물에 녹아 나와 흘러내려 간다는 감각으로 씻어내면 대단히 상쾌한 감각을 맛볼 수 있을 것입니다.

근무 중에 불쾌한 일이 있던 날이나 가족과 다툰 날 등, 마음이 답답한 날에는 목욕하면서 정화하도록 합니다.

자신의 속에 있던 깨끗하지 못한 기분이 녹아내리면서 몸의 더러움과 함께 씻겨나간다는 연상을 하면 그 기분을 질질 끌고 가지 않고 재충전할 수 있을 것입니다.

입욕 팁

아유르베다가 권장하는 입욕 타이밍은 '아침'입니다. 이는 혓바닥 닦기와 따뜻한 물 마시기처럼 밤새 쌓인 독소를 정화하기 위한 것입니다. 욕조에 몸을 담그는 시간은 15분 정도가 좋습니다.

또한 아침에 오일마사지를 하면 마사지 후에 그대로 입욕을 해서 몸을 씻어낼 수 있으며, 무엇보다도 땀을 흘려서 오일의 항산화 성분이 피부에 흡수가 잘 되기 때문에 많은 장점이 있습니다.

또한 아침에는 체온이 낮은 사람들이 많은데, 입욕하면 혈류가 좋아져 체온이 올라가게 됩니다. 결과적으로 머리가 맑아져 눈이 초롱초롱해지므로 잠이 덜 깬 상태인 늘어진 상태로 보내지 않고 오전 시간을 효율적으로 보낼 수 있게 됩니다.

아침에 입욕하는데 시간을 쓸 만큼의 여유가 없을 수도 있습니다. 그런 경우에는 이렇게 생각해보면 좋겠습니다.

밤에 입욕을 하고 머리를 말리거나 하는 시간을 생략해서 일찍 잠자리에 들고, 그 시간만큼 아침에 일찍 일어나 목욕을 하면 실제로 소요되는 시간은 거의 비슷할 것입니다.

만일 밤에 입욕하는 경우에는 식후 2시간이 지난 다음에 하는 것이 좋습니다. 입욕 중에는 교감신경이 다소 활발해져서 소화 활동이 멈추게 되기 때문에 음식을 먹은 직후에 목욕하면 소화 불량을 유발할 우려가 있기 때문입니다.

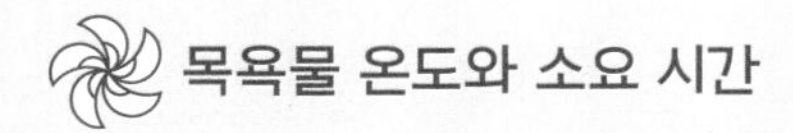

목욕물 온도와 소요 시간

목욕물 온도는 체온과 컨디션 그리고 계절에 따라 달리 하는 것이 좋습니다.

여름에는 온도를 약간 낮추고, 겨울에는 온도를 높게 해서 코에 살짝 땀이 날 정도의 시간만큼 입욕하면 좋습니다.

입욕제는 자연이 주는 혜택으로 밸런스를 잡아준다는 아유르베다의 원칙에서 보면 '먹을 수 있는 것' 이외에는 입욕제로 사용하지 않는 것이 좋습니다.

경피흡수는 우리가 생각하는 것 이상으로 체내에 흡수가 잘 됩니다. 특히 성기(性器)는 점막이기 때문에 경피흡수율이 팔의 약 50배나 됩니다.

오일마사지로 팔에 바른 오일도 경피흡수가 되어 몸속에 쭉쭉 흡수되는데, 입욕 시에 성기로 들어가는 따뜻한 물은 50배만큼 더 흡수되기 때문입니다. 따라서 입으로 들어가는 것만큼이나 신중하게 입욕제를 선택해야 합니다.

기본적으로 인공적 합성된 화학물질이 들어간 것은 피하도록 하며, 자연으로부터 얻은 것 중에 먹을 수 있는 것으로 효능에 따라 입욕제로 쓰면 됩니다.

예를 들어, 우유 1팩을 목욕물에 넣으면 우유 목욕이 되는데, 우유에 함유되어 있는 카제인은 가벼운 각질 제거 효과가 있습니다. 우유 목욕을 하면 피부가 한 꺼풀 벗겨낸 것처럼 밝아지며 아름답게 빛나는 효과를 얻을 수 있습니다.

스리랑카에서는 님(Neem)이라고 하는 약초의 잎을 통째로 목욕물에 넣는데, 최근에는 우리나라에서도 입욕제용으로 파우치에 넣어 판매되고 있습니다.

님은 피부질환이나 관절통에 효과가 있고 항균 작용도 있어서 목욕물에 넣으면 피부를 젊게 만들어 줄 뿐만 아니라 피로도 풀어주며 몸을 청결하게 유지해줍니다.

아유르베다식 10가지 리셋⑩

영원한 젊음의 비결, 기도하기

최근에 신종코로나바이러스 감염이 확산되었을 때 '기도자세'가 국내 병원에서 많이 행해지고 있다는 이야기를 지인인 의사로부터 들은 적이 있습니다.

원래 수술실에서 감염을 방지하기 위해 의료진들이 접촉을 최소화하기 위해 '기도자세'를 했던 것을 병원 내 감염 예방을 목적으로 외래진료 시에도 실시하게 되었다고 합니다.

기도자세란 양 손바닥을 모으는 합장 자세입니다.

우리나라에는 무신론자가 많은데, 독특하게 설날이나 시험 기간에는 사찰이나 교회(성당)에 가서 기도를 드리는 국민성을 가지고 있습니다. 저 자신은 친정집에 신단(일본의 가정에서 신들을 모시기 위한 선반 또는 제물상)과 불단이 없었기 때문에, 어렸을 적에는 '기도하는' 행위와는 인연이 없었는데, 아유르베다를 알게 된 후로 '기도'에 익숙해졌습니다.

스리랑카에서 아유르베다 테라피스트로 활동할 무렵, 아침에 일어나서 제일 먼저 하는 일은 아유르베다 살롱에 있는 신단에 기도를 드리는 일이었습니다.

신전이라고는 하지만 일본에 있는 신단과는 달리 아유르베다 신인 '다누완타리(Lord Dhanwantari)'와 '시바(Shiva)' 신(神)에게 제사 지내는 신단이었습니다. 스리랑카인 대부분이 불교 신자기 때문에 남녀노소를 불문하고 '기도'는 일상적인 일입니다.

아침에 눈을 뜨면 만트라라고 불리는 주문 같은 기도를 마치 동요를 부르듯 신에게 바칩니다.

여기에서 말하는 기도는 '수험생이 희망하는 학교에 합격하게 해주세요' '복권에 당첨되게 해주세요'와 같은 이기적인 기도를 말하는 것이 아닙니다.

기도에는 '자신의 욕구를 채우기 위한 기도'와 '다른 사람의 행복을 빌어주는' 이타적인 기도가 있는데, 아유르베다가 권장하는 기도는 이타적인 기도입니다.

이타적인 기도를 하면 몸과 마음이 모두 젊어진다고 합니다. 이는 뇌과학적으로도 증명이 된 사실입니다.

인간의 뇌에는 '사회뇌(社會腦)'라고 불리는, '자신의 행동이 다른 사람을 기쁘게 해주었는가?'를 판단하는 기능이 있습니다. 즉 자신이 행한 일이 주위 사람들과 사회에 좋은 일인가를 늘 판단한다는 것입니다.

예를 들어, 다른 사람의 불행을 기원하는 기도는 '사회적으로는 좋지 않은 것'이라고 자기 스스로 알고 있기 때문에, 그런 기도를 하면 스트레스 물질인 '코르티솔'이 분비됩니다.

코르티솔은 생명에 필수 불가결한 호르몬인데, 과다하게 분비되면 혈압을 상승시켜 성장호르몬의 활동을 저해하므로 기초대사가 저하됩니다. 기초대사가 낮아지면 지방을 연소하기 어려워질 뿐만 아니라 지방이 잘 붙게 됩니다.

반대로 다른 사람의 행복을 빌어주는 기도는 어떤 효과가 있을까요?

다른 사람의 행복을 기원할 때, 사람은 애정을 품게 됩니다. 그 때, 뇌 안에서는 베타 엔도르핀과 옥시토신과 같은 뇌내 물질이 분비됩니다. 베타 엔도르핀과 옥시토신은 '행복감'과 '쾌감'을 불러일으키는 뇌내 물질입니다.

결국 **다른 사람의 행복을 기원할 때 우리는 단순히 '기분이 좋**

은' 쾌감을 느낀다는 것입니다. 예를 들어, 베타 엔도르핀은 좋은 향기를 맡았을 때도 분비되며, 옥시토신은 좋아하는 사람과 스킨십을 할 때, 어머니가 아기에게 모유 수유를 할 때도 분비됩니다. 특히 옥시토신은 면역력을 향상시키기 때문에, 감기도 잘 안 걸리게 됩니다.

아이를 키우는 엄마가 수면 부족에 시달리면서도 감기에 잘 안 걸리는 것은 이런 이유 때문입니다.

이밖에도 옥시토신은 근력과 기억력을 향상시키는 등, 우리 몸과 마음에 긍정적인 영향을 끼칩니다. 바꿔 말하면, 다른 사람의 성장과 행복을 기원할 때 그 사람은 몸과 마음이 모두 튼튼해지고 젊어지는 것입니다. 이렇게 생각하면 다른 사람의 행복을 기원하는 것은 사실은 자신을 위해서도 심신을 치유하는 최고의 방법이라는 사실입니다.

기도하는 팁

기도가 놀라운 힘을 가지고 있다는 사실은 알지만, 실제로 기도를 하는 습관이 없는 사람은 '기도를 어떻게 무엇부터 시작하면 좋을지' 모를 수 있습니다.

지금부터 '기도 초보자'에게 추천하는 기도 방법을 설명하겠습니다.

1. 그날 만날 사람의 행복을 기원한다

먼저 제일 먼저 해보면 좋은 것 중에 하나가 그날 만날 사람을 떠올려서 그들의 행복을 빌어주는 것입니다. 기도할 때는 시각 정보를 사용하여 기도의 대상을 이미지화하는 것이 중요합니다.

이미지화는 상대방의 웃는 얼굴이나 행복한 모습을 상상하는 것 등을 말합니다. 대부분 가까운 가족이나 친구, 동료의 웃는 얼굴은 상상하기 쉬울 것입니다.

기도라고 하면 세계평화를 기원하는 등 거창한 것을 상상하기 쉬운데, 자신의 생활 속에서 실감하기 어려운 일들은 이미지화하기가 좀처럼 쉽지 않습니다. 따라서 우선 '그날 만날 사람'과 같이 머릿속에 떠올리기 쉬운 사람을 이미지화해서 기도하면 됩니다.

기도하는 시간은 아침에 일어난 직후가 가장 좋습니다. 아침 식사나 출근 전비 전에 기도하는 것이 잡념이나 초조한 마음이 없어 순순하게 상대방을 생각하며 기도할 수 있기 때문입니다.

오늘 만날 사람의 웃는 얼굴을 한 사람, 한 사람 떠올리면서 그 사람들이 나와 만나면서 '당신과 만나서 좋았어요'라고 생각할 수 있도록, 밝은 미래를 보낼 수 있도록 기도합니다.

만일 재택근무를 하는 사람이나 주부 등 따로 사람을 만날 일이 없는 경우에는, 가족이나 친구, 그 밖에도 아주 가끔 만나는 사람이나 '내가 SNS에 올린 글을 읽어준 사람' 등, 간접적으로 관계가 있는 사람의 행복을 빌어주어도 좋습니다.

'자신의 웃는 얼굴과 이야기하는 언어로 상대방의 기분이 밝아지면 좋겠다'는 이미지화를 하면서 기도하면 됩니다.

2. '모든 것을 맡기겠습니다'라는 한마디가 최강의 키워드

기도는 다른 사람의 행복을 빌어주는 것입니다. 그런데 뭔가 특별한 말이 있으면 더 좋겠다는 생각이 드시나요?

제가 기도할 때는 산스크리트어의 만트라와 신토의 축사 등, 특별한 기도 문구를 사용하는데, 사실 특별한 기도 문구가 없어도 상관없습니다.

또한 기도는 소리를 내어 하는 것이 좋지만, 마음속으로 해도 괜찮습니다. 단, **마지막으로 '결과는 하늘에 맡기겠습니다'**라고 덧붙이는 것이 포인트입니다.

사람은 기도할 때 아무래도 결과에 집착하게 됩니다. 따라서 결과를 포기하기 위해 덧붙이는 것입니다. 결과를 포기한다는 것은 뒤돌아보거나 성과를 기대하지 않는다는 뜻입니다.

자신이 기도한 것과 정반대의 결과를 얻게 되었을 때 사람은 극단적으로 의기소침해지거나 기도가 닿지 않은 것을 원망하고 실망감을 품게 됩니다. 하지만, 기도라는 것은 미래를 자신의 생각대로 컨트롤하기 위한 것이 아니라 순수하게 상대방의 행복을 빌어주는 것에 의미가 있습니다.

따라서 '내가 기도를 해도 결과가 어떻게 될지는 모르지만 그래도 그 사람의 행복을 기도합니다'라는 마음으로 기도한 후의 일은 생각하지 않는 것이 중요합니다.

3. 계속 기도하기

1번과 2번의 방법에 주의하면 나머지는 특별한 규칙이 없습니다. 기도하는 시간은 1분이어도 좋고 10분이어도 좋습니다.

장소도 차분한 마음으로 할 수 있다면 집이든 회사든 어디라도 괜찮습니다. 무엇보다 중요한 것은 매일, 기도를 계속하는 것입니다.

기도는 근력 트레이닝과 비슷합니다. 아름다운 몸을 가지지 위해 근력 트레이닝을 하는데, 1년에 딱 하루 한 시간만 운동한다면 몸은 변화하지 않습니다.

마찬가지로 새해 첫날에 한 번만 기도한다고 해서 자신의 심신에 변화가 생기지는 않습니다.

매일 꾸준히 긍정적인 자극을 뇌에 주면 뇌세포도 단련되어 정신 상태뿐만 아니라 육체적으로도 변화가 생기게 됩니다.

다른 사람의 행복을 빌어주는 것, 그것이야말로 자신의 행복으로도 이어지는 것입니다. 기도를 통해 행복의 연쇄작용을 만들어 가면 어떨까요?

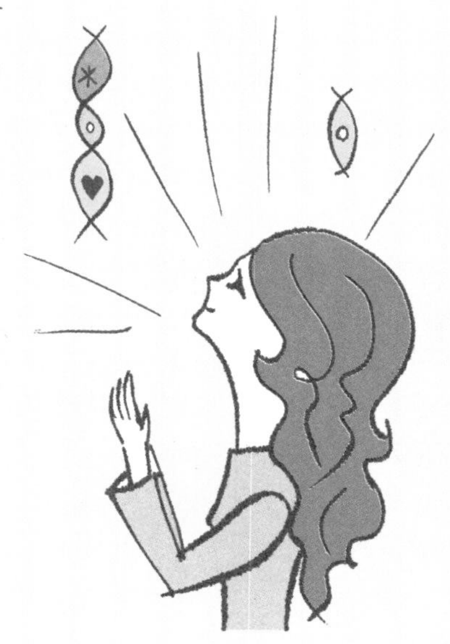

제3장

'마음을 바로잡다' — 젊어지는 행동의 장수약

아유르베다로부터 배우는 행복하게 사는 법

스트레스와 집착을 버리면 면역력이 향상되어 젊어진다!

아무튼 날씬해지고 싶었고, 작은 얼굴을 갖고 싶었고, 가는 다리를 갖고 싶었던 과거의 저는 효과가 있다고 알려진 것은 그것이 운동이든, 섭생법이든, 영양보조제든, 에스테틱이든 전부 시도해 보곤 했습니다.

또한 당시 아직 20대 초반이었는데도 모공이 두드러지고 관자놀이와 이마에 여드름이 있던 저는 조금이라도 아름다운 피부를 만들고 싶어 매일 연예인들이 사용하는 화장품을 써보거나 뷰티 전문가의 책을 읽고 마스크팩을 하는 등 여러 가지 노력을 했습니다.

그러던 차에 아유르베다 오일마사지를 알게 되었습니다. 오일을 사용하는 것은 처음이었는데, 다음날부터 피부톤이 한 톤 밝아지고, 몸속에서부터 빛이 나는 것 같은 인상을 갖게 되면서부터는 완전히 아유르베다에 빠지게 되었습니다.

하지만 피부가 좋아진 것 이상으로 압도적으로 달라진 점이 있었습니다. 그것은 바로 아유르베다를 알게 된 후로 '아우라가 달라졌어요'라는 말을 듣게 되었다는 것입니다.

아우라라는 말이 아무래도 추상적인 말이기는 한데, 지금 생각해보면 당시 저는 '마음'이 크게 변화되었던 것 같습니다.

16페이지에서 설명했듯이, 아유르베다는 생명이 '육체' '정신' '감각기관' '영혼'의 네 가지 요소로 이루어져 있다고 보고 있습니다.

이는 '육체를 아름답게 만들려면 정신, 그리고 영혼을 가꿔야 한다'는 것이며, '좋은 인생을 살기 위해서는 오감이 기뻐하고 적당히 감각기관을 쉬게 해주는 것이 중요' (예를 들어 컴퓨터 화면을 너무 많이 봐서 눈을 과다하게 사용하면, 육체뿐만 아니라 정신에도 악영향을 끼쳐 생명에 좋지 않다) 하다는 아유르베다의 가르침입니다.

이처럼 정신과 육체는 서로 영향을 주고받는다고 생각하기 때문에, 아무리 외부로부터 고가의 화장품을 발라도 마음이 아름답지 않다면 보기 흉한 마음이 바깥쪽으로 나타나게 된다고 생각하는 것이 아유르베다의 사고방식입니다.

여러분 주변에도 웃는 얼굴이 멋지고 그 사람이 있는 것만으로도 그 자리가 환해지는 매력적인 사람이 있지 않나요? 그렇게 사람을 끌어당기는 매력이 있는 사람은 겉에서 보이는 아름다움뿐만 아니라 내부에서부터 흘러나오는 매력을 가진 사람입니다.

저는 어릴 적부터 낯가림이 심하고 내성적인 성격이어서 많은 사람에게 사랑받는 것이 힘든 일이라고 생각하곤 했습니다. 성격은 좀처럼 바꾸기 힘든 것이라고 생각했던 것입니다.

하지만 아유르베다는 영혼을 아름답게 만들기 위한 '행동'에 대해서도 가르쳐주었습니다. 그것이 바로 '행동의 장수약' 인 '아찰라라사야나'입니다.

라사야나란 산스크리트어로 '젊어짐'이라는 의미인데, 아찰라라사야나라고 하면 '행동하는 것만으로도 겉모습과 마음이 모두 젊어진다'는 의미로 젊어지는 데 도움이 되는 행동규범을 말합니다.

겉모습을 바꾸고 싶다면 먼저 내면에서부터 바뀌어야 합니다. 내면이 바뀌면 겉모습도 금세 변화되기 시작합니다.

팩트를 말하다 (솔직)

저는 어려서부터 '거짓말을 하면 안 된다'고 배웠습니다. 다른 사람에게 거짓말을 하는 것은 물론 좋지 않은 일이며, 어른이 된 이후로 다른 사람에게는 거짓말을 해본 적이 거의 없는 것 같습니다.

그러면 자신에게 하는 거짓말은 어떨까요? 누구나 속마음을 감추거나 자신의 마음에 거짓말한 적이 있을 것입니다. 어른이 되면서 자기 자신에게 솔직하게 살아가는 것이 어렵게 느껴진 적이 있나요?

사람이 불행해질 때는 '사고'와 '행동'이 일치하지 않을 때입니다.

지금 하는 일이 전혀 즐겁지 않은데도 몇 년째 계속하거나, 좀 쉬고 싶은데 게으름을 피운다는 말을 듣기 싫어서 일하거나, 살을 빼고 싶은데 그만 유혹을 이기지 못하고 음식을 먹는 자신이 싫어지는 등, 자신이 생각하는 것과 실제 행동이 다른 것은 자신에게 거짓말을 하고 있는 것입니다.

사람은 자신이 해야 한다고 생각하는 것과 다른 행동을 하면 스트레스가 쌓이게 됩니다. 심리학에서는 이를 '인지적 불협화(認知的 不協和)'라고 합니다.

인지적 불협화란 자신의 마음속에 모순을 품은 상태에서 느끼는 불쾌감을 말합니다.

인지적 불협화가 생기면 마음속에 모순을 품은 상태가 불쾌하므로 사람은 무의식적으로 모순을 해소하려고 하게 됩니다. 그 결과, 자신에게 유리한 정보만 선택하거나 사물을 합리화시켜 해석해 버리게 됩니다.

이 같은 인지적 불협화를 쉽게 설명하는 이야기가 '여우와 신 포도'라고 하는 유명한 이솝우화입니다.

어떤 곳에 여우가 있었는데, 나무에 포도가 달려 있는 것을 보고 따려고 했습니다. 그런데 너무 높이 달려 있어서 따기가 어려웠습니다. 그래서 여우는 포도를 딸 수가 없다는 것이 불쾌해서 '어차피 저 포도는 시어서 나에게는 필요 없어'라고 결론짓고 포도를 포기했다는 이야기입니다.

우리도 이 여우와 마찬가지로 자신에게 거짓말을 하고 있는 것은 아닐까요?

사실은 이루고 싶은 꿈과 성취하고 싶은 일이 있어도, 그것에 도전하는 위험과 주변의 평가를 생각하면 도전하는 것이 두려워 '위험이 있으니 그만두는 게 나아'라든가 '수입이 적으니 반드시 후회할 거야' 등등 하고 싶다는 자신의 마음에 거짓말을 하고 자기 설득을 해버리는 것입니다.

하지만 마음속에는 답답함이 남아 있으므로 이런 상태에서는 스트레스 호르몬이 쌓이게 됩니다. 말할 나위도 없이 스트레스는 건강뿐만 아니라 미용에도 좋지 않습니다. 이뿐만 아니라 자신의 가능성을 스스로 차단하는 결과를 가져오기도 합니다.

다른 사람뿐만 아니라 스스로에게도 솔직하게 살아가기

자신에게 솔직해지기 위해 중요한 것은 먼저 꾸밈없이 자연스러워지는 것이라고 생각합니다. 허세를 부리거나 강한 척하지 않고 약하더라도 자신의 모습을 그대로 보이면 되는 것입니다. 어차피, 강한 척하며 속마음을 감춰도 결국은 드러나게 마련입니다.

오히려 거짓말을 하지 말고 솔직하게 자신의 약한 모습을 보이면 '이 사람은 귀여운 구석이 있고 성실한 사람이네'라는 인상을 주어, 격려를 받을 수 있습니다.

하지만 솔직해지는 것은 때로는 뭔가를 잃는 일이 될 수도 있으므로 쉬운 일은 아닙니다.

그럴 때 저는 항상 역사상 위인으로부터 용기를 얻습니다. 저는 위인의 전기를 통해 그들이 직면했던 난관 그리고 난관을 어떻게 극복했는지에 대해 알아가는 것을 좋아하는데, 위대한 경영자인 이데미츠기업(出光興産)의 이데미츠 사조(出光佐三) 씨는 다음과 같은 명언을 남겼습니다.

"사람이 사람을 위해 살아가겠다고 결단했을 때, 사람을 넘어서는 것입니다. '결단'이라는 것은 말 그대로 '정해서' 퇴로를 '끊어버리는' 것입니다"

자신의 마음에 솔직해지려면 때로는 퇴로를 끊어버리고 도전할 필요가 있습니다.

저는 스물일곱 살 때 IT 대기업을 퇴사하고, 테라피스트 공부를 더 하기 위해 홀로 스리랑카로 떠났습니다. 그때의 저는 '사람을 위해 살겠다고 결단하고, 퇴로를 끊었다'고 생각합니다.

당시, 회사원의 월급으로써는 같은 세대의 평균 연봉의 2배에 가까운 금액을 받고 있었기 때문에, 그대로 일했다면 경제적으로 곤란할 일은 없었습니다.

하지만 제가 하던 업무 내용을 납득할 수가 없었으며, 나 자신은 이 세상을 위해 뭔가 반드시 해야 할 일이 있다는 생각이 들었습니다.

20대이고 젊으니까 가능한 일이었다고 생각하는 사람도 있을지도 모릅니다. 하지만 주변의 친구들은 결혼해서 아이까지 있는데, 안정된 직장을 버리고 스리랑카로 가는 것은 젊었기에 더더욱 용기가 필요한 일이었습니다.

현지에서 받을 수 있는 월급은 20만 원가량. 1년 치 월급이 240만 원 정도였습니다. 서른을 앞두고 이대로 괜찮을까? 부모님은 어떻게 생각하실까? 이런 생각이 머리를 스쳤지만, 그래도 퇴사하고 스리랑카로 가는 것이 제 인생에 필요하다고 생각했기에 망설이지 않고 스리랑카행을 결심했습니다.

인도철학에 '거짓말을 하지 않고, 정직하게 지내는 생활을 12년간 계속하면 그 사람이 하는 말은 모두 현실이 된다'라는 말이 있습니다.

성실하게 살다 보면 그 사람의 말에는 힘이 깃들고, 희망하는 미래를 현실화하는 힘이 깃든다는 뜻입니다. 저는 이런 사고방식을 대단히 좋아합니다.

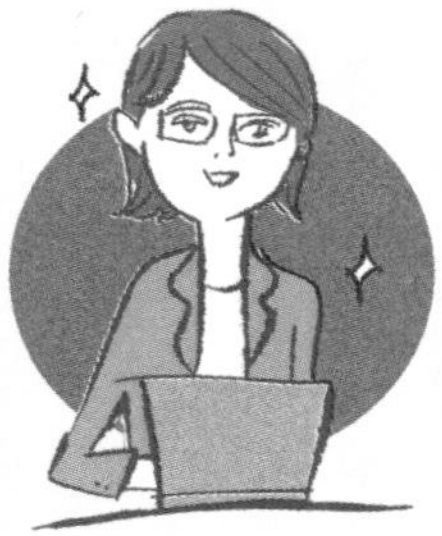

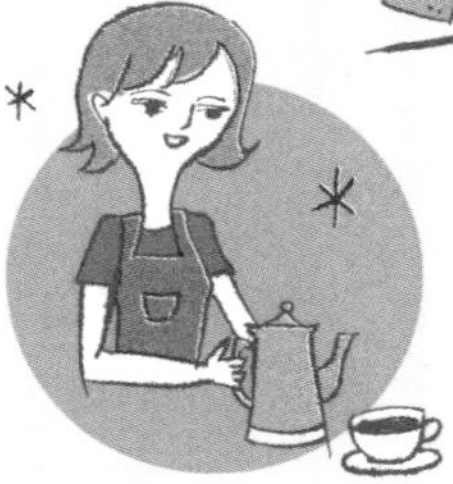

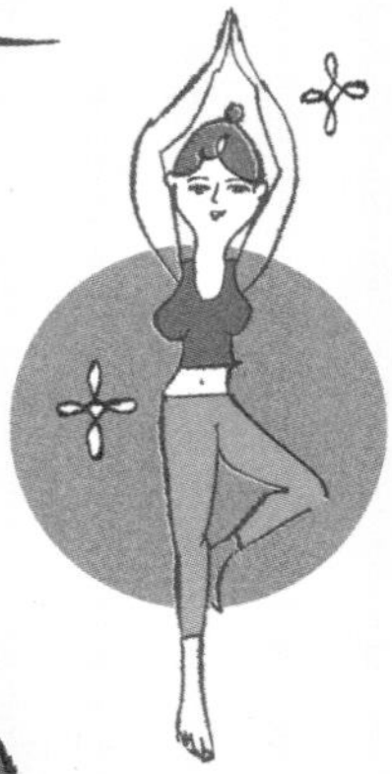

저 자신에게는 특별한 힘이 전혀 없을지 모르지만, 매일 자신에게뿐만 아니라 다른 사람에게도 성실하고 정직하게, 거짓 없이 살다 보면 자신의 말이 영향력을 가져 미래를 바꾸는 힘이 깃들 수도 있습니다.

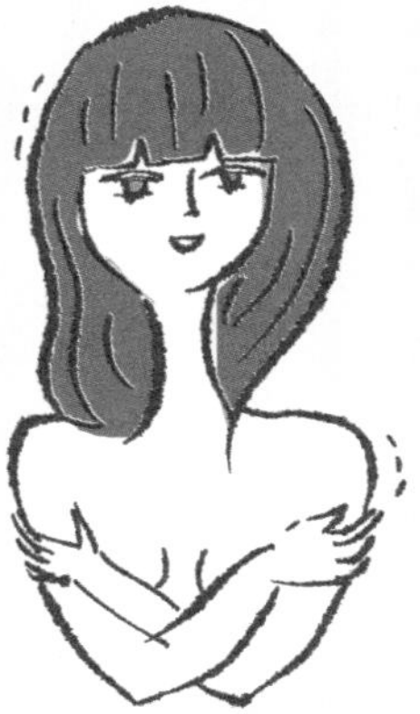

몸과 마음의 아름다움을 위해서도 오늘부터 반드시 정직한 삶을 실천해 보시기 바랍니다.

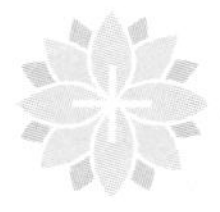

분노는 여성을 노화시킨다

"있잖아요, 제 얘기 좀 들어보세요. 어떻게 저한테 이런 심한 말을 할 수가 있죠?" 직장에서 일하다 보면 동료나 후배들한테서 자주 듣는 말입니다.

다른 사람으로부터 무례한 말을 듣거나 부당한 취급을 받으면 누구나 화가 납니다. 그럴 때는 답답한 마음을 누군가에게 털어놓아야 속이 시원하다고 생각하기 마련입니다.

"저 사람은 정말 눈치가 없어" 라든가 "자기 생각만 해서 너무 화가 나" 등등 분노를 마음속에 담아두지 않고 밖으로 표출하는 것은 정신적으로 필요한 일입니다.

하지만 한편, 분노를 쏟아버리고 나면 시원해지기는커녕 왠지 더 피곤해지면서 계속 초조해하는 자신이 싫어지고 맙니다.

원래 우리 인간에게 분노라는 감정이 있는 이유는 생물의 진화 과정에서 화를 내는 것이 역경에 맞서는 에너지가 되었기 때문입니다.

예를 들어 인류의 선조가 야생 동물로부터 공격을 받았을 때는,

공포와 더불어 분노의 감정이 복받쳐 오르면서 원하지 않는 일에 맞서는 원동력이 되어주었습니다.

현대에도 성공한 사람이나 발명가의 대부분은 경제적으로 곤란한 환경 속에서 사회에 대한 분노와 불만을 원동력으로 새로운 혁신을 일으킨 장본인입니다.

분노는 필요한 감정이므로 억지로 참고 억누를 필요는 없지만, 분노를 계속 품고 있는 것은 우리 건강에 해롭습니다.

화가 났을 때, 우리 몸은 어떤 상태가 될까요?

원래 분노란 스스로 납득이 가지 않는 부조리한 일에 맞서기 위한 감정이기 때문에, 화가 났을 때는 '적과 싸우기 위한 몸'을 만들기 위해 교감신경을 활성화시켜 소화 기능을 억제합니다. 이렇게 되면, 심박수가 올라가고 호흡이 빨라지며 혈압도 높아집니다.

따라서 화난 상태가 계속 이어지거나 늘 초조한 사람은 고혈압이 되거나 흥분상태가 되어 몸이 안정을 취할 수 없게 됩니다. 이래서는 건강에 좋을 수가 없겠지요.

이뿐만이 아닙니다. 분노를 느낄 때는 스트레스 호르몬이라고 불리는 노르아드레날린이 분비되는데, 이 노르아드레날린도 심박수를 올라가게 하고, 혈압을 상승시키며 혈당치도 높게 합니다. 이렇게 되면 혈관이 약해져 조금씩 자신의 몸을 상하게 만드는 것이죠.

저는 강좌에서 자주 이렇게 말합니다.

"다른 사람에게 화를 내는 것은 뜨겁게 달궈진 돌을 상대에게 던지는 것과 같다"라고요.

즉, 화가 났을 때 다른 사람과 부딪히거나 추궁하거나 하면 상대방도 상처를 받지만, 분노로 발갛게 달궈진 돌을 맨손으로 쥔 것과 같아서 자신도 크게 화상을 입게 된다는 것입니다.

또한 인간관계에서도 화를 잘 내는 사람은 성미가 급하다고 봅니다.

한편, 작은 일로는 초조해하지 않고 동요하지 않는 사람은 '그릇이 크다' 혹은 '냉정하다' 등등 사회적으로도 인정을 받는다고 생각합니다.

분노가 자신에게 이롭지 않다고 느낀다면, 다음에 소개하는 분노를 컨트롤하는 세 가지 스텝을 의식할 것을 추천합니다.

분노를 진정시키는 세 가지 방법

먼저 첫 번째로, 제일 먼저 해야 하는 일은 '관찰하는 것'입니다.

화가 났을 때 사람은 감정적으로 되기 때문에 자기 자신과 감정을 동일시하게 되는데, 분노를 진정시키기 위해서는 우선 감정에서 한 걸음, 두 걸음 물러서서 자신의 감정의 움직임을 관찰하는 것이 필요합니다.

'아, 나는 지금 화가 났구나' '나는 뭐가 마음에 들지 않아 화가 났을까?'와 같이 분노의 원인을 관찰하는 것입니다.

감정에 맡긴 채 화가 났을 때는 상대방의 행동과 존재 자체에 분노를 느끼게 되지만, 자신의 감정의 움직임을 관찰하면 분노의 원인을 구체적으로 알아차릴 수 있게 됩니다.

예를 들어. '나는 뚱보라는 소리를 들었어…. 내가 듣고 싶지 않았던 말인데, 들어서 화가 난 거야'라든가 '집안일을 분담했으면 좋겠는데, 나 혼자만 집안일을 하니까 화가 난 것 같아' 등등 어떤 점에서 분노를 느꼈는지를 말로 표현해보는 것입니다. 이렇게 하면 사실 상대방에게 악감정은 전혀 없었고, 농담으로 말한 것이었으며, 집안일에 대한 자신의 생각과 상대방의 생각이 다른, 말하자면 가치관의 차이가 원인이었다는 것을 알아차리게 됩니다.

이처럼 자신의 마음에서 조금 떨어져서 관찰하면 감정적으로 화가 났을 때는 보이지 않았던 것을 알아차리는 '여유'가 생기게 됩니다.

그러고 나서 다음에 해야 하는 것이 상대방의 입장에 서보는 것입니다.

"이 사람 화가 났는데, 뭔가 안 좋은 일이 있었던 걸까?"

"나한테 말은 밉게 하지만 이 사람도 전에 무슨 나쁜 일을 당해서 그런 걸까?" 등등 상대방의 입장에 서서 '이 사람은 지금 나한테 왜 이러는 걸까'라고 생각해 볼 수 있습니다. 그리고 상대방에게도 이유가 있어서 그런 행동을 했다는 것을 알게 됩니다.

두 번째로 사람이 상대방을 화나게 하는 태도를 보일 때는 그 사람이 피곤하거나, 걱정거리가 있거나, 시간에 쫓기거나, 그밖에 초조한 경우 등 이유가 있는 경우가 많습니다.

또한 나 자신이 피곤해서 평소라면 신경 쓰지 않을 사소한 일에 과잉반응을 하는 경우도 있습니다.

이렇게 상대방의 입장에 서는 것을 습관화하면 동정할 점, 용서

할 수 있는 점이 보이게 되기도 합니다.

이 경지에 도달하면 마지막 단계는 '상대방을 용서하고' '분노를 놓아주는' 것입니다.

앞에서 설명했듯이, 분노를 느끼는 상태에 머무는 것은 자신의 건강과 미용에 좋지 않습니다. 그렇다면 이대로 분노를 품고 있을 것인지 아니면 상대방을 용서하고 분노를 놓아줄 것인지 생각해 보면 저절로 답이 나올 것입니다.다른 사람을 용서하지 않아서 가장 괴로운 것은 자기 자신입니다.

스스로뿐만 아니라 상대방을 위해서도 분노를 조절하는 능력을 배우면 자신의 인생을 더욱 잘 컨트롤할 수 있게 됩니다.

다른 사람에게 상처를 주지 않으면 적이 없다

인도철학에는 야마(yama)라는 말이 있는데, 이는 **'인격을 함양하기 위해 해야 하는 일'**이라는 뜻입니다.

그중에서도 가장 많이 알려져 있는 것이 **'아힘사**(Ahimsa)**'**입니다. 아힘사란 산스크리트어로 '비폭력'이라는 뜻입니다. 인도 독립의 아버지로 불리는 마하트마 간디의 비폭력·불복종운동은 많은 사람에게 이미 알려져 있습니다.

간디는 무기와 전력을 사용하지 않고 사랑과 자기희생을 통해 상대방의 양심에 호소함으로써 인도의 독립을 이루어냈습니다.

비폭력이라고는 하지만 단순히 다른 사람에게 폭력을 행사하지 않는다는 뜻만을 의미하는 것은 아닙니다. 어떠한 상황에서나, 어떠한 때나 주변 사람들과 친구, 가족, 동료, 작은 생물에서 커다란 동물까지, 살아 있는 것에 상처를 주는 일을 하지 않는 것을 아힘사라고 합니다.

물리적인 폭력 외에 사람에게 상처를 주는 말을 하는 것도 폭력으로 간주합니다. 타인과 자신을 마음 아프게 하는 말이나 차가운 시선, 험담, 비방, 이 모든 것을 삼가야 합니다.

인도철학에서는 '비폭력을 12년간 꾸준히 실천하면 그 사람 주변에는 적의를 품은 사람이 머물지 않게 된다'고 말합니다. 적의를 품었던 사람조차 그 사람의 속 깊은 마음, 친절함, 강인한 정신력에 영향을 받아 적대시하는 마음이 사라지게 되는 것입니다.

우리가 평소에 아힘사를 실천할 수 있는 상황을 생각해볼까요? 불편한 직장 상사, 사이가 안 좋은 친구나 가족이 '적'에 해당된다고 생각할 수 있는데, 그런 사람들과 싸우지 않으려면 어떻게 해야 할까요?

모든 사람의 마음에 들도록 행동해야 할까?
완벽한 행동으로 결점이 드러나지 않게 해야 할까?

물론 노력하면 가능할 수도 있지만, 늘 그렇게 애쓰며 살아가는 것은 힘든 일입니다.

모든 사람의 마음에 들기 위해서는 참아야 할 것도 많아져 결국 어느 시점에서 한계에 맞닥트리게 됩니다.

저는 모든 것을 수용하고 자신의 탓으로 돌리는 것은 올바른 아힘사라고 생각하지 않습니다.

제가 살롱에서 고객과 상담을 하다 보면, 인간관계 때문에 고민하는 많은 분들이 '내가 제대로 해야 하는데…'라든가 '내가 더 강해져야만 해'라고 생각하며 자신을 책망하고 지나치게 참고 지내는 모습을 보게 됩니다.

다른 사람에게 상처를 주지 않으려고 생각한 나머지, 자기 자신에게 상처를 주고 마는, 결국 '스스로에 대한 폭력'을 하고 있는 것입니다.

혹시 여러분도 '어차피 나는 글렀어'라든가 '나는 안 돼'와 같이 자기 자신에게 상처를 주는 말을 하고 있지는 않나요? 다른 사람에게 상처를 주지 않으려고 노력하는 만큼, 우리는 자기 자신에게 상처를 주지 않기 위해 노력해야 합니다.

'나 따위가…'라고 말했을 때 만일 눈물이 복받쳐 오른다면, 이는 영혼이 그 말을 부정하고 있다는 신호라고 생각합니다.

뇌가 자신을 부정하는 말을 했더라도 영혼은 '그건 진짜 내 모습이 아니야. 그 말은 거짓이야'라고 생각해 저항하기 때문에, 분해서 눈물이 흐르는 것입니다.

나도 상대방도 상처 주지 않으며 살아가기

상대방에게도 상처를 주지 않고, 자신에게도 상처를 주지 않으며 살아가려면 어떻게 해야 할까요?

상대방이 '칼'을 빼 들면, 다른 차원으로 순간 이동하면 됩니다(웃음).

즉 상대방과 같은 전장에 서지 않는 것입니다. 결국 상대하지 않으면 된다는 뜻이죠.

애초에 자신에게 적의를 가지고 있는 사람과 냉정하게 대화를 하려고 해도 상대방이 나의 말을 잘 들어주는 경우는 거의 없습니다.

따라서 상대방이 시비를 걸거나 기분이 좋지 않을 때는 곧이듣지 말고 내 눈앞에 투명한 벽이 있다고 생각하고 **'나는 당신의 분노 에너지를 받을 생각이 없습니다'**라고 마음속에서 속삭이면 됩니다.

그리고 적의를 품고 있는 상대방을 땅 위에 두고 자신은 쓱 공중으로 떠올라 위에서 내려다보는 상상을 해봅니다. 상대방과 다른 차원으로 뛰어올라 떨어진 곳에서 관찰하면서 '당신의 기분이 다시 좋아지기를 기원합니다'라고 상대방을 생각하며 마음속에서 빌어주는 것입니다.

중요한 것은 '이 사람과는 맞지 않아'라고 단정 짓지 않는 것입니다. 그저 때마침 그 사람이 기분이 좋지 않을 때 말을 한 것일 수도 있으며, 가치관이 다를 뿐이지 나쁜 사람은 아닐 수도 있다는 것입니다.

내가 마음의 문을 닫으면 반드시 상대방도 반발하게 되어 있습니다. **상대하지 않기, 싸우지 않기,** 이것이 바로 비폭력·불복종의 정신입니다.

저 자신도 대하기 불편한 사람을 불편하다고 생각하지 않도록 노력하기 위해 저항하거나 싸우지 않은 후로는 '싫은 사람'을 만나는 일이 확연히 줄었습니다. 그러고 나서 깨달은 것은, 나를 공격해오는 사람도 내가 싸울 생각이 없으면 싸울 의욕이 사라져 떠나버린다는 것이었습니다.

혹시 이런 이야기를 들어보셨나요?

어느 가정에 어린 두 딸이 있었습니다.

큰딸은 태어날 때부터 장애를 가지고 있었으며 허약했는데, 작은딸은 장애가 없었습니다.

큰딸이 장난감을 가지고 놀고 있으면 작은딸이 다가와서는 장난감을 빼앗아 가버리는 것이었습니다. 큰딸은 힘이 약해서 장난감을 빼앗겨도 저항을 하지 못했습니다.

큰딸이 체념하고 다른 장난감을 가지고 놀기 시작하자 작은딸이 다시 다가와 언니의 장난감을 빼앗아버립니다.

하지만 큰딸은 울지도 않고 화도 안 내며 잠자코 다른 장난감을 집어서 다시 놀기 시작합니다.

그렇게 세 번이나 같은 일이 반복되자, 작은딸은 언니가 아무런 반응도 하지 않는 것이 재미없어 네 번째는 작은딸이 언니 옆에 앉아 같은 장난감을 가지고 함께 놀게 되었다고 합니다.

이 이야기를 들으면 적을 만들지 않는다는 것은 상대보다 강해지는 것이 아니라 상대의 전의를 빼앗는 것이라는 것을 깨닫게 됩니다.

여러분이 상대방을 '적'이라고 생각하지 않으면, 누구도 여러분의 적이 되는 일은 없습니다. 결국 여러분은 무적의 존재가 되는 것이죠.

물론 모든 것이 다 잘 되기는 쉽지 않을 것입니다. 하지만 상대방을 수용하려는 넓은 마음과 굳은 각오, 커다란 애정은 시대와 장소를 뛰어넘어 사람의 마음에 큰 영향을 끼칩니다.

'나는 당신의 분노 에너지를 받을 생각이 없으며 영향도 받지 않을 것입니다.'

이렇게 마음속에서 속삭이며 '당신의 기분이 다시 좋아지기를 기원합니다'라고 마음속에서 빌어주는 것입니다.

상대방에게 서운한 마음이 들 때는 이 말을 꼭 떠올려보시기 바랍니다.

자선활동을 하면 인생이 풍요로워진다

'국가별 자선활동 및 구호 활동 순위'라는 것이 있습니다.

이는 125개국이 넘는 나라들을 대상으로 최근 한 달간 기부를 한 사람, 봉사활동에 시간을 할애한 사람, 모르는 사람을 도운 사람 등의 비율을 조사한 결과입니다.

2009년부터 2018년까지 10년간 평균 순위를 보면, 1위는 미국, 2위는 미얀마, 3위는 뉴질랜드, 4위는 호주, 5위는 아일랜드, 6위는 캐나다, 7위는 영국, 8위는 네덜란드, 9위는 스리랑카, 10위는 인도네시아였습니다.

저의 은사인 스리랑카의 아유르베다 의사 선생님은 평소에도 항상 자선활동을 하곤 했는데, 음식점에 들어가면 거스름돈으로 받은 동전을 기부하고 사원에 가도 반드시 기부했습니다.

미국이나 영국에서는 일부 부유층이 기부금액을 끌어올린 것은 사실이지만, 실제로 국민의 70% 가까이 되는 사람들이 일상적으로 기부를 하고 있다고 하니, 우리의 자선활동이나 봉사활동에 관한 의식이 낮다는 것은 확연히 알 수 있습니다.

아찰라라사나(행동의 장수약)에서는 자선활동을 하는 것이 건강과 젊음으로 이어진다고 생각합니다.

이는 전혀 근거 없는 이야기가 아니며, 많은 대학과 연구기관에서 봉사활동과 건강의 관계에 대해 명확하게 밝힌 바 있습니다.

미국 심리학회에 따르면, 한 실험에서 응답자에게 최근 10년간 봉사활동 경험의 유무와 빈도, 봉사활동을 한 이유에 대해 질문을 했는데, 봉사활동의 이유가 이타적인 동기였던 경우와 이기적인 동기였던 경우에 사망률이 달라졌다는 사실이 밝혀졌습니다.

봉사활동을 한 주요 이유로 '다른 사람의 입장에 서보고 싶어서' '사회적인 유대감이 중요해서'와 같이 말한 사람은 봉사활동을 하지 않은 사람보다 오래 산 것으로 밝혀졌습니다.

반면, 봉사활동의 이유가 개인적인 만족이었던 사람은 봉사활동을 전혀 하지 않은 사람과 같은 사망률을 보였다고 합니다. 즉 연구에 따르면 '봉사활동을 하는 이유가 자기 자신을 위해서가 아니라 순수하게 다른 사람을 돕는 것일 경우, 그렇지 않은 사람보다 장수할 가능성이 있다'는 것을 시사하고 있습니다.

 '남을 위하는 것이 나를 위하는 것'

왜 이 같은 실험 결과가 나왔을까요? 연구자의 설명에 따르면, 누군가에게 도움이 되는 것과 다른 사람을 기쁘게 해주는 것이 인생의 목표 의식을 고양시켜 살아가는 원동력이 된다는 것이었습니다.

저는 동양의학을 공부한 테라피스트로서 이렇게 살아가는 의지와 다른 사람에게 도움을 주고 싶다는 욕구가 신체에 미치는 영향에 적지 않게 놀랐습니다.

생사에 미치는 영향뿐만 아니라, 예를 들어 알츠하이머병 환자가 봉사활동을 하면 뇌 기능이 활발해져 증상이 개선된다는 사실도 밝혀졌습니다.

반대로 말하자면, 평생 일만 하던 사람이 정년퇴직해서 사회활동이 현저히 줄어들면 육체적으로도 쇠약해져서 우울증이나 암에 걸릴 확률이 높아진다고 합니다. 그야말로 '남을 위하는 것이 나를 위하는 것'이라는 것을 알 수 있습니다.

아유르베다와 자매과학(Sister science)인 요가의 가르침에서도 '줄

때는 보답을 바라면 안 된다'고 말합니다.

'나는 이 사람으로부터 무엇을 얻을 수 있을까?'라는 속셈을 가지고 하는 봉사활동은 빼앗는 행위와 다를 바 없습니다. 이는 봉사가 아니라 "거래"입니다.

보답을 받으려 하지 않아도, 사람은 주는 행위를 통해 기쁨을 느낄 수 있습니다. 다른 사람을 헤아리고, 가진 것을 나눔으로써 우리는 다른 사람과의 유대와 평안을 느끼게 됩니다.

실제로 자선활동이나 모르는 사람을 돕는 봉사활동을 해보려고 생각했을 때 주의해야 할 점은 다음의 두 가지입니다.

첫 번째는 **'줄 물건을 잘 식별하는 것'**입니다.

《나 자신을 알기 위한 요가》라는 책에 다음과 같은 문장이 나옵니다.

'만일 어떤 사람이 당신에게 물건을 구걸했고, 당신이 그 사람에게 무언가를 주었다면 당신이 그 사람을 도와주었다고 생각하지 않아야 한다. 그 사람이 당신을 도운 것이기 때문이다. 그 사람은 당신에게 당신의 관대함을 보여줄 기회를 준 것이다. 받는 사람이 아무도 없다면 보내는 것이 어떻게 가능하겠는가? 주는 사람은 받는 사람에게 감사해야 할 일이다. 하지만, 문을 두드려 강제로 들어가 주어서는 안 될 것이다. 인간은 무생물이 아닐뿐더러 단순한 동물도 아니다. 그들에게는 약간의 특별한 지식과 식별할 수 있는 능력이 부여되었으며, 당신에게는 받는 사람을 위해 식별하는 능력을 사용하는 완전한 자유가 있다. 만약 술에 취한 사람이 당신에게 와서 "10불만 주시오"라고 말한다면, 그 돈을 받아 곧장 술집으로 돌아가리라는 것을 바로 알아챌 것이다. 그의 건강에 좋지 않다고 생각한다면 당신은 이를 거절해야 한다. 이렇게 거절하는 것조차 자기 자신이 아니라 그를 위한 배려이다.'

주는 것은 멋진 일입니다. 하지만 상대가 원하는 대로 계속 주는 것이 상대방을 위하는 것이 아닐 때도 있습니다. 따라서 때로는 마음을 독하게 먹고 주지 않는 선택을 해야 할 필요가 있습니다.

저는 강좌 시간에 세세한 질문을 받곤 합니다. 예전에는 질문을 받으면 전부 대답하려고 애썼고, 최대한 빨리 해답을 주려고 노력했습니다. 그래야 상대방을 위한 것이고, 상대방도 기뻐하리라 생각했기 때문입니다.

하지만 무엇이든 바로바로 해답을 얻을 수 있는 환경에 있다 보면, 사람은 생각하기를 멈춰버립니다.

생각하기를 멈추고, 다른 사람으로부터 해답을 얻는 것에 익숙해지면, 배운 것을 쉽게 잊어버리게 됩니다. 상대방을 위한다면 곧바로 해답을 주지 말고 '당신은 어떻게 생각하십니까? 당신의 생각을 말해주시면 그 해답에 대한 피드백을 해드리죠'라고 대답해야 합니다. 이렇게 하면 상대방은 배운 것을 복습하거나 자신의 머리로 생각을 하게 되므로 깊이 이해할 수 있게 되어 오래 기억에 남습니다.

대답해주지 않으면 상대방으로부터 '귀찮은데… 그냥 이것저것 말하지 말고 해답을 알려주면 좋잖아요?'라는 말을 들을 수도 있습니다. 미움받고 싶지 않다면 곧바로 해답을 알려주면 편하겠지요.

하지만 미움을 받아도 좋으니 상대방에게 생각할 기회를 주는 것이야말로 진정한 사랑이며, 상대방을 위한 것이라고 생각합니다.

누군가에게 선물을 할 마음이 있다면 '생각하지 말기, 망설이지 말기'

모순된 생각으로 들릴지 모르지만 '조금이라도 무언가를 선물하려고 마음먹었다면, 생각하기 전에 보내는 것'도 필요합니다.

사람은 뭔가를 주려고 생각하면 곧바로 다른 생각에 빠집니다.

'괜히 폐를 끼치는 거 아닐까?' '이건 선물로 주기에 아깝지 않을까?' '그냥 내가 가지고 있을까?' 등등 망설이는 동안 선물을 줄 기회를 놓치는 일이 생기기도 합니다.

상대방에게 필요하다고 생각했으면 미련 없이, 인색하게 굴지 말고 주는 것이 좋습니다. 그런데 이것도 평소에 의식을 하지 않으면 좀처럼 실천하기가 어렵습니다.

그리고 선물을 줄 때는 보답을 바라지 않아야 합니다. 주는 것은 '일방통행'이라고 생각하는 편이 받는 쪽에서도 감사할 뿐만 아니라 주는 사람의 정신건강에도 좋습니다.

그리고 선물을 줄 때는 상대방으로부터 인사말이나 미소조차 기대하지 않는 것이 좋습니다.

왜냐면 기대한 것이 오지 않았을 때 실망하는 것은 자기 자신이

기 때문입니다.

만일 상대방에게 선물을 주고 상대방으로부터 '에이, 선물이 겨우 이거?'라는 말을 들으면 어떨까요? 상대방이 기뻐할 것을 기대하고 있었다면 상처를 받을 수도 있겠죠? 그러므로 선물을 줄 때는 '내가 주고 싶어서 준 거고, 그거면 충분해'라고 생각하면 됩니다.

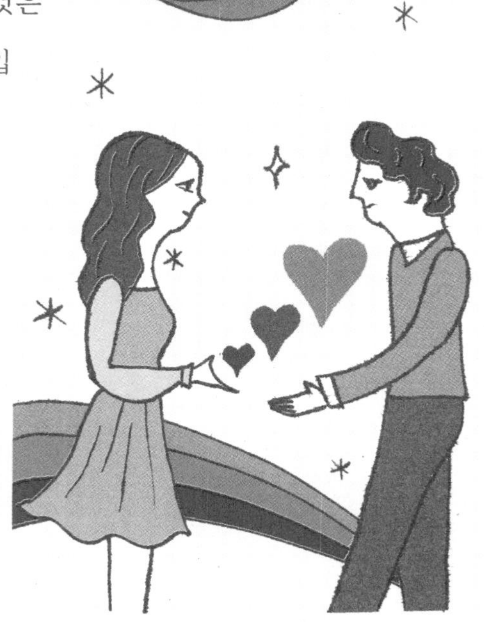

사람이 상처받는 것은 보답을 바라기 때문입니다.

사람이 사심 없이 줄 때 그 기쁨을 방해할 수 있는 것은 자기 자신뿐입니다. 기대를 함으로써 주는 기쁨을 헛되게 하는 것은 결국 자기 자신이라는 뜻입니다. 그래서 성공한 많은 사람은 '기부를 하려면 익명으로 하세요'라고 말합니다.

자신의 이름을 크게 써서 기부하면 그것은 봉사가 아니라 '광고 활동'이 되어버립니다. 하지만 익명으로 기부를 하면 마음속에 고요한 자신감과 풍요로움이 생겨나 내적인 성취감을 느끼게 됩니다. 이것이야말로 건강한 몸과 마음을 만들기 위한 열쇠입니다.

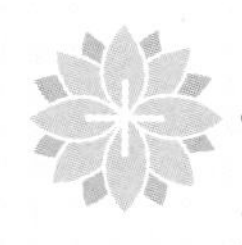

공간을 정화하면 필요한 것들이 자연스럽게 모이는 인생을 만들 수 있다

마음을 정돈하기 위한 습관 중 첫 번째는 '청소'입니다. '방이 어질러져 있는 것은 마음이 어질러져 있다는 것'이라는 말이 있는데, 불교나 기독교, 신도(神道), 힌두교에서도 공간을 깨끗하게 유지하는 것은 정신단련에도 도움이 된다고 생각해 왔습니다.

다른 사람이 귀찮아하는 일을 대신해 주거나, 재미없고 지루한 일을 묵묵히 계속하는 것은 확실히 정신력을 단련하는 데는 합리적입니다. 하지만 이에 앞서 공간을 깨끗하게 유지하는 것은 정신에 커다란 영향을 미칩니다.

우리는 눈에 보이는 공간이 산만한 상태일 때 무의식적으로 정신적인 스트레스를 받습니다. 이는 심리학 실험에서도 증명이 된 사실입니다.

'깨진 유리창 이론'은 깨진 유리창이 있는 학교에서는 비행 청소년의 발생률이 증가했고, 길에 쓰레기가 많이 버려져 있고 낙서가 많은 마을에서는 범죄율이 증가한다는 연구 결과입니다.

이는 유리창을 깨진 채로 방치하면, 그 건물은 제대로 관리하는 사람이 없다고 여겨, 길 가던 사람들이 쓰레기를 버리거나 멀쩡하던 유리창까지 파손하는 등, 점점 부정적인 일들이 계속 생기면서 결과적으로 거리에도 낙서가 더욱 증가하며 치안이 나빠진다는 이론입니다.

조금만 흐트러져 있어도 '이미 지저분하니까 이 정도쯤이야'하고 해이해져서 더 지저분해진다는 것이지요.

이는 우리 방도 마찬가지라고 생각합니다. 정리를 잘하지 못하는 사람의 집은 워낙 물건이 많으며, 심한 경우 발 디딜 틈도 없을 정도입니다. 원래 물건이 많아서 옷을 벗을 때도 '뭐 어때?'하는 생각에 옷장에 넣지 않고 아무 데나 적당히 걸쳐두게 되는 것입니다.

반대로 먼지 한 톨 없이 깨끗하게 청소가 되어 있는 곳은 자기 집이라도 '더럽히면 안 돼' '어지르지 말아야지' 하고 무의식적으로 생각하게 되는 것입니다.

이뿐만이 아닙니다. 정리는 자신에게 필요한 것과 필요 없는 것을 명확하게 구분하여, 필요 없는 것은 버릴 수 있게 해줍니다. 결국 집착을 버려서 가치관을 가다듬는 데도 도움을 주는 것입니다.

우리는 시야에 물건이 보이면 그것이 필요한 것인지 필요 없는 것인지를 판단합니다.

시야에 들어오는 물건이 너무 많으면 그 판단에 따라 우리 뇌가 피로해져서 서서히 판단력을 잃게 되어 판단 능력이 떨어지게 됩니다.

반대로 필요한 최소한의 물건을 가지고 살면 집중력도 유지할 수 있게 되고 불필요한 물건에 집착하는 일도 사라집니다.

요가 세계에서 **'청소'는 자기 주변을 깨끗하게 하는 의미뿐만 아니라 '자기 몸속을 깨끗하게 만들고' '마음속을 깨끗하게 만드는'** 두 가지 의미를 내포하고 있습니다.

자신의 몸속을 깨끗하게 만들기 위해서는 제철 음식과 같이 몸이 기뻐하는 음식을 먹고, 불필요한 간식은 먹지 않으며, 몸에 안 좋은 첨가물이 들어간 음식이나 음료수는 먹지 말아야 합니다. 몸에 안 좋은 음식이 집에 있으면 바로 버려야 합니다.

또한 보면 안 좋은 생각을 떠올리게 하는 물건은 처분하고, 평생 입을 일이 없는 옷이나 오래전에 쓰던 물건은 처분하는 것도 마음속을 깨끗하게 만드는 데 도움이 됩니다.

마음이 분주하고 스트레스를 받으며 피로가 쌓이면, 살아가는 환경이 흐트러지며 몸도 차분하게 휴식을 취하기 힘듭니다.

자기 자신의 주변은 늘 정리해서 마음이 맑은 상태를 만들어주어야 합니다. 물건을 처분하거나 바닥을 닦을 때는 자신의 몸과 마음이 함께 깨끗하게 된다고 상상하면 청소도 즐겁게 할 수 있습니다.

직장에서 업무를 마쳤을 때 책상 주변을 정리해서 닦거나, 방의 일부분을 정리하는 등 가능한 것부터 실천하면 됩니다.

우선 매일 5분씩이라도 자기 주변을 정리정돈하는 기회를 만들도록 합니다.

배움은 아름다움과 마음의 풍요를 키운다

저는 어릴 적부터 몸과 정신에 대해 알고 싶은 욕구가 강해 지금까지 다양한 것들에 대해 공부했습니다. 지금도 책을 읽거나 세미나에 참가하여 국내외의 아유르베다 의사로부터 많은 것을 배우고 있습니다.

하지만 제가 배우고 있는 것들은 꼭 일을 위한 것만은 아닙니다. 오히려 단순히 몰랐던 사실을 알게 되는 즐거움도 대단히 기쁜 일입니다.

예를 들어 상당히 오래전 이야기를 드리자면, 저는 대학교 때 '젠더 이론'이라는 수업을 들었습니다. '젠더 이론'은 '사회적 성별'이라는 뜻입니다. 과거부터 현재까지 남자다움이나 여자다움이라는 단어가 당연하게 쓰이고 있지만, 시대에 따라 남자다움이나 여자다움의 의미는 달라진다는 것을 배우는 수업이었습니다.

그 수업을 통해, 지금까지 당연하다고 생각했던 '남성과 여성이 결혼해서 자녀를 출산하는' 것은 극히 일부의 사회에서 일어나는 것이며, 중세에는 남성끼리 서로 사랑하는 것이 당연한 일이었고,

일부다처제 사회도 아직 존재하고 있다는 것을 알게 되었습니다.

또한 양성구유(兩性具有)라고 하여 여성의 성기와 남성의 성기를 모두 가지고 태어나는 사람도 적지 않으며, 많은 경우 부모가 출생 시에 어느 한쪽의 성별을 선택한 다음, 수술을 통해 성별에 맞지 않는 성기는 제거한다는 이야기도 들었습니다.

이러한 배움을 통해 '내가 알고 있는 지식은 아주 보잘것없는 것이며, 이 세상에는 내가 모르는 세계가 존재한다'는 것도 깨닫게 되었습니다.

그리고 '나는 아직 모르는 것이 많다. 그렇다면 어떤 일을 단정함으로써 자신의 세계를 편협하게 만드는 것은 어리석은 일이다. 어떤 생각, 어떤 의견이라도 앞으로는 틀렸다고 단정 짓지 말고 "이런 가능성도 있구나!"하고 우선 수용하도록 노력하자'고 결심하게 되었습니다.

그 후 십수 년이 지난 지금도 그 생각에는 변함이 없으며, 나와 의견이 다른 생각이라도 '확실히 그럴 수도 있겠네요'라고 받아들일 수 있게 되었습니다.

배우는 일은 건강에도 대단히 도움이 됩니다. '아찰라라사나(행동의 장수약)'에서는 정신적인 연구를 하거나 보편적인 진리를 추구하는 것은 젊어지는 데에 도움이 된다고 생각합니다.

'생명은 무엇인가? 세상은 어떤 원리로 움직이는가?'와 같이 우주의 진리를 배우고 심오한 세상에 마음을 열면 일상의 작은 고뇌로부터 자유로워지며, 넓은 시야로 사물을 바라볼 수 있게 됩니다.

예를 들어 인간관계로 힘들어할 때 역사상 위인의 다큐멘터리를 보면 '나는 얼마나 사소한 일로 고민하고 있는가?' 하는 생각을 하게 됩니다.

저는 역사상 인물이 자신의 목숨을 걸고 나라를 위해 늘 고군분투하는 모습을 보면, 나 자신은 아직 노력이 부족하다는 생각을 자주 하게 됩니다.

평소에 자신의 욕망과 이해득실만 따지며 살아가다 보면 조금이라도 뜻하는 대로 되지 않을 때 상대방을 책망하거나 푸념을 늘어놓기 십상입니다.

하지만 자연환경이나 우주의 위대한 존재를 깊이 이해하면 자신도, 주변 사람들도 자연 속의 작은 존재에 지나지 않으며 서로 균형을 맞춰가면서 생태계를 이루어나가고 있을 뿐이라는 사실을 깨닫게 됩니다. 삼라만상, 자연법칙을 배우다 보면 자기 자신이 혼자가 아니라 자연과 하나이며 그 안에서 살아가고 있으므로 자연을 거스르지 말고 하루하루를 살아가야겠다는 평온을 발견할 수 있게 됩니다.

한편 인도철학에서는 좋아하는 것만 배우지 말고, 좋아하는 것과 싫어하는 것을 모두 배우는 것이 좋다고 가르칩니다.

자기가 잘하지 못하거나 싫어하는 것이라도 하는 것을 **'타파스(자기 규율)'**라고 합니다. 타파스를 실천함으로써 자신의 영혼이 정화되고 과거에 범한 죄가 해소된다고 생각하는 것입니다.

만일 이미 무언가를 배우기 시작한 사람이라면, 힘든 것은 피하고 재미있는 것만 배우는 것이 아니라 힘들어도 자신에게 필요한 것이라면 마음을 굳게 먹고 배운다는 마음가짐으로 임한다면 좋을 것입니다.

덧붙여 말하자면, 과학적인 연구를 통해서도, 학습하는 것이 건강에 좋다는 사실이 증명되었습니다.

가령, 독서를 하면 스트레스 레벨이 극적으로 내려간다고 합니다.

스트레스는 혈압을 상승시켜 혈당치를 높입니다. 건강을 위해서라도 스트레스 레벨을 낮추는 것이 좋은데, 하루에 15분씩이라도 독서 시간을 가지면 스트레스 발산에 도움이 됩니다. 혹은 학습활동은 알츠하이머병의 진행을 늦추며, 고령자가 새로운 기술을 배우는 것은 기억력 개선에 효과가 있다고 합니다.

우리의 학습 능력은 인간의 번영과 동기를 유발하는 기초가 됩니다.

나이에 상관없이 새로운 것을 배워 '나는 과연 무엇인가?'를 알게 된다면 육체적으로나 정신적으로 큰 에너지를 얻을 수 있습니다.

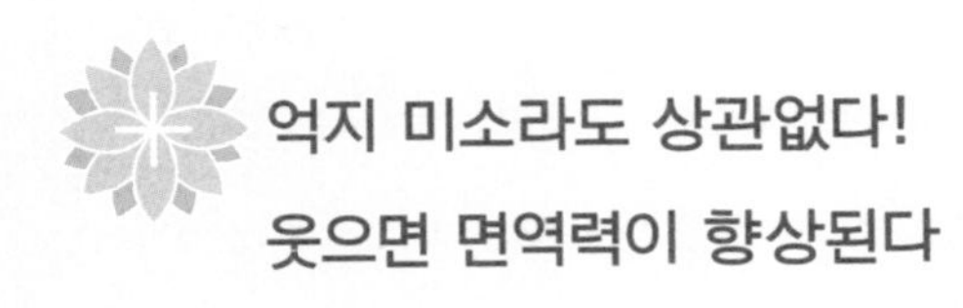

억지 미소라도 상관없다!
웃으면 면역력이 향상된다

혹시 여러분은 스스로 하루에 몇 번 웃는지 알고 계시나요?

본인이 몇 번 웃는지 세어본 적은 없을 것입니다. 그런데 통계에 따르면 5세 남아가 하루에 웃는 횟수는 300회에서 400회에 이른다고 합니다. 이에 반해 성인이 하루에 웃는 횟수는 평균 15회밖에 되지 않는다고 합니다. 아이에 비해 상당히 낮은 수치입니다.

제가 이 사실을 알게 된 것이 사회생활을 하고 있을 무렵이었는데, 그때 제가 했던 생각을 아직도 기억합니다. '어!? 나는 하루에 15번도 웃지 않는데…'

저는 지금까지 2,000명이 넘는 여성들을 대상으로, 표정 근육을 단련하여 '갖고 싶은 얼굴 만들기'를 위한 방법을 가르쳐왔습니다.

30, 40대가 되어 웃을 일이 줄어들면서 생기는 문제는 주름과 늘어진 피부입니다.

눈에 표정이 없고 눈꺼풀이 처지며 주름이 늘어나고 볼이 처진 사람은 평소에 적게 웃는 사람이 많습니다.

평소 감정표현이 적어 표정 근육을 별로 움직이지 않으면 안면 근육이 쇠퇴해서 얼굴의 지방이 쉽게 붙고 피부가 늘어지기 쉽습니다. 근육을 움직이지 않으면 혈류도 원활하지 않게 되므로 피부로 영양이 잘 전달되지 않아 서서히 피부의 탄력이 사라지는 것입니다.

이밖에도 웃는 것은 몸과 마음에 여러 가지 좋은 영향을 끼칩니다. 일단 웃으면 뇌 깊숙이 있는 해마가 활성화됩니다.

해마는 기억을 관장하는 뇌 부위인데, 웃으면 뇌의 긴장이 풀어져 뇌로 가는 혈류량이 증가하여 자율신경도 정돈이 됩니다.

무엇보다도 우리 몸에 외부로부터 바이러스와 같은 적이 침입하면 면역세포라고 하는 몸속의 보디가드가 외부에서 침입한 바이러스를 공격해서 무너뜨립니다.

많이 알려지지는 않았지만 젊고 건강한 사람의 몸속에도 하루에 3,000개에서 5,000개의 암세포가 생겨나는데 암으로 발전하지 않는 이유는 암세포와 바이러스를 퇴치해주는 NK(천연킬러)세포라고 하는 면역세포가 있기 때문입니다. 이 NK세포는 웃는 얼굴을 하고 있으면 활성화된다고 합니다. 즉 **웃는 얼굴을 하면 면역력이 향상된다**는 뜻입니다.

이는 **실제로 웃지 않더라도 웃는 얼굴을 만드는 것만으로도 효과가 있다**는 것입니다.

억지로 웃는 얼굴을 만들어도 행복 호르몬인 '세로토닌'과 뇌내의 마약이라고 불리는 '엔도르핀'이 분비된다는 사실이 확인되었습니다.

하지만 아무리 웃는 것이 몸에 좋다는 것을 알고 있어도 '웃을 일이 늘 그렇게 있는 것도 아니고… 웃기는커녕 오히려 울고 싶은데!'라고 말하는 사람도 있을 것입니다. 하지만 웃는 순간은 기다린다고 찾아오는 것이 아닙니다. **웃음은 '만드는 것'**입니다.

의식적으로 웃음을 일상에 집어넣기!

앞에서 제가 회사에 다니던 시절에 잘 웃지 않았다는 말씀을 드렸는데, 당시 모 IT 기업에서 일하던 때는 업무량이 많아 휴일 출근은 당연했고, 평일에도 밤늦게까지 남아 일을 했는데, 때로는 클레임 업무까지 하느라 심할 때는 하루에 한 번도 웃지 않는

날도 있었습니다. 바빠서 취미를 위해 쓸 시간도 없는데 무슨 웃을 일이 있나 하는 생각을 하곤 했습니다.

그런데 그때 다음과 같은 생각을 하게 됐습니다.

같은 팀의 동료가 하는 말을 잘 들어보니, 동료인 그녀는 내가 조금도 재미있다고 생각하지 않는 작은 일에 소리를 내서 웃고, 그러다 보니 왠지 그녀가 멋져 보였는데, 그 친구 주변에 있는 사람들에게까지 웃음이 전염되어 행복하게 웃고 있는 것이었습니다.

'나는 누군가가 웃을 일을 가져다주기를 기다리고 있구나. 웃을지 말지는 나의 기분에 달려 있는 것을…'이라고 느끼게 되었습니다. 그래서 비로소 웃을지 말지는 환경과는 관계가 없으며 자신이 마음을 어떻게 먹느냐에 달려 있다는 것을 깨닫게 되었습니다.

그래서 저는 일단 스케줄에 웃는 시간을 따로 집어넣었습니다. '가능한 한 웃는 얼굴을 하기 위해 노력'하자고 목표를 세워도 좋았겠지만, 구체적인 계획이 없으면 바쁜 일정 속에서 아무런 변화도 생기지 않으리라 생각했기 때문에 '이 시간만큼은 웃고 즐기는 시간'이라고 정해 놓고 하루 중의 틈새 시간에 반드시 챙기도록 스케줄을 바꾸었습니다.

귀갓길 지하철 안에서, 귀가해서 샤워한 다음 15분간, 아침 식사를 하고 난 다음 등등 매일 하는 행동에 '웃는 시간'을 추가해 넣었습니다.

혼자 있는 시간에 웃기 위해서는 예를 들어 잔혹한 장면이 많은 공포 영화나 슬픈 영화는 피하고, 웃음을 주는 TV프로나 유튜브 동영상, 만화 등을 보면 됩니다. 가능한 한, 마음의 긴장을 풀고 편안히 소리 내어 웃을 수 있는 것을 고르면 좋겠지요.

그리고 이것은 제가 실제로 과거에 사용했던 방법인데, 평소에 웃을 일이 적은 사람은 '소리 내어 웃는 것'을 잊어버린 사람이 많습니다. 따라서 집에서 웃음을 주는 TV프로를 볼 때는 소리를 내서 웃어보면 좋습니다.

'웃긴데!' '재밌다'와 같이 살짝 과잉반응을 하면 자연스럽게 재미도 더해집니다. 그리고 자신이 웃는 횟수가 늘어나면 이번에는 '하루에 한 번 웃기'를 다른 사람에게도 전파하는 것입니다.

살짝 농담을 하거나, 참견하거나, 주변에서 잘 웃기는 사람을 찾아 일단은 그 사람을 웃기는 연습을 해보면 어떨까요?

웃는 얼굴은 자신의 건강과 미용에 도움이 된다고 말씀드렸는데, 사실 다른 사람에게도 좋은 영향을 끼칩니다. 불교에서는 상대방에게 웃는 얼굴을 보여주는 것을 화안시(和安施)라고 합니다.

'시(施)'라는 말은 베푼다는 뜻입니다. 즉 물건이든 금전이든 **'지금 이것을 필요로 하는 사람을 위해 마음을 담아 드리는 것'**입니다.

불교에서는 보시(布施)를 베푸는 것을 중요한 수행으로 여깁니다.

금전은 자신이 가지고 있지 않으면 전하는 것이 불가능하지만, '무재칠시(無財七施, 가진 게 없어도 남에게 베풀 일곱 가지가 있다는 뜻)'라고 하여 설령 가진 것이 없어도 줄 수 있는 보시 중의 하나가 화안시인 것입니다.

무재칠시는 다음 페이지에서 간단하게 설명해 드리겠습니다.

돈이 없고 지위가 없으며 힘이 없어도 언제나 가능한 자비의 선물입니다. 환한 얼굴로 친절하고 따뜻한 말을 건네서 자신도 주변 사람들도 건강하게 만드는 사람이 되면 좋겠습니다.

무재칠시

① **안시**(眼施)
자비로운 부드러운 눈빛으로 모든 생물을 대하는 것

② **화안시**(和安施)
항상 밝고 온화하게 미소 띤 얼굴로 사람을 대하는 것

③ **언시**(言施)
친절하고 부드러운 말을 하는 것. 그리고 혼낼 때는 엄하게, 애정이 담긴 엄격함으로 혼내는 것

④ **신시**(身施)
자신의 몸을 사용하여 일함으로써 봉사하는 것. 다른 사람이 싫어하는 일이라도 기쁜 마음으로 함으로써 모범적인 행동을 보이는 것

⑤ **심시**(心施)
배려하는 마음을 가지고 타인의 기쁨을 마음속으로 함께 기뻐해 주고 타인의 슬픔은 함께 슬퍼해 주는 것

⑥ **상좌시**(床座施)
자리를 양보하는 것. 혹은 자신의 지위를 양보하는 것

⑦ **방사시**(房舍施)
비와 바람을 막을 장소를 내어주는 것. 예를 들어, 갑작스러운 비로 자신의 몸이 젖었더라도 상대방에게 빗물이 묻지 않도록 하는 것

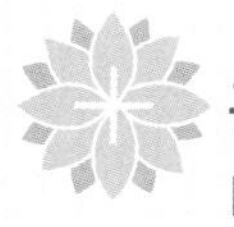

훔치지 않으면 필요한 것은 나를 향해 오게 되어 있다

'훔치지 않는다'는 말을 산스크리트어로 '아스테야'라고 하는데, 심신의 건강을 위해 반드시 실천해야 하는 것인 '야마' 중 하나입니다.

몰래 남의 것을 사용하거나 마음대로 자신의 것으로 만드는 것도 도둑질에 해당하는데, 사실 많은 사람이 무의식적으로 행하는 도둑질이 있습니다. 그것이 바로 '시간 도둑'과 '공짜 물건 도둑'입니다.

시간 도둑이란 말 그대로 '시간을 빼앗는 행위'를 하는 사람입니다. 예를 들어 받은 편지에 계속 답장하지 않고 상대방을 기다리게 하는 것은 상대방의 시간을 쓰는 것이므로 시간 도둑에 해당합니다. 혹은 질문을 하기 전에 자기는 아무런 조사도 하지 않고 와서 '좋은 어드바이스 부탁드립니다'라며 전부 맡겨버리는 사람이 있습니다. 이런 경우, 대답하는 사람 입장에서는 어디서부터 어디까지를 모르는지를 알 수 없을뿐더러, 지금까지 어떤 어드바이스를 받아왔는지를 모르기 때문에 하나부터 열까지 전부 설명해야 합니다. 이는 상대방의 시간을 빼앗는 것에 해당합니다.

그러면 반대로 '스스로 알아볼 수 있는 것은 조사하고, 실제로 이러이러한 노력을 했는데도 이 부분을 잘 모르겠으니 가르쳐주세요'라고 말하면 어떨까요?

질문자가 얼마만큼의 지식과 경험이 있는지를 알 수 있으므로 전제조건은 생략하고 어드바이스할 수 있습니다. 이렇게 상대방의 기분과 상대방의 상황을 배려해서 마음을 헤아린 질문을 하는 것이 '훔치지 않는' 질문 방법입니다.

원래 우리가 질문을 하려는 대상은 대부분의 경우 우리보다 바쁜 경우가 많습니다. 그런 사람의 귀중한 시간을 써가면서 질문을 하는 것이므로, 시간을 낭비하지 않도록 준비를 한 다음에 질문하는 것이 좋습니다.

아찰라라사야나에서는 '준다'는 마음이 있습니다. 일상생활 속에서 사소한 일이라도 상대방으로부터 무언가를 받으려고 하는 빼앗는 마음이 아니라, 기쁘게 해주고 싶다거나 도움을 주고 싶은 봉사의 마음으로 살아가는 것이 평생 젊게 사는 비결인 것입니다.

예를 들어 앞에서 나온 '질문을 하는' 사례를 보면, 그것만으로도 상대방으로부터 받는 것이 있습니다. 질문을 할 때 감사의 마음을 전하면 좋겠지요.

"가르쳐주신 덕분에 잘 이해할 수 있게 되었습니다. 대단히 감사합니다."
"가르쳐주신 대로 실천했더니 효과가 있었습니다. 모두 선생님 덕분입니다. 대단히 감사합니다."

이렇게 감사 인사를 받고 기분 나쁠 사람은 없겠지요. 오히려 "그렇게 기뻐해 주니 언제든 또 가르쳐드리지요"라고 생각할 것입니다.
감사 인사 외에 작은 선물을 드리는 것도 좋은 방법입니다. 저는 누군가의 도움을 받거나 배워서 인사를 해야 할 때는 상대방도 부담 없이 받을 수 있는 선물을 준비하곤 합니다.
이때 고가의 선물을 준비할 필요는 없습니다. 오히려 상대방이 거절할만할 엄청난 선물은 오히려 부담스럽게 만들어 곤란한 상황이 될 수 있으므로, 상대방이 기분 좋게 받을 수 있는 작은 선물이 좋을 것입니다.

 내 것이 아니라고 낭비하면 안 된다!

또 한 가지 도둑은 '공짜물건 도둑'입니다. 우리 인간은 자기도 모르는 사이에 공짜물건을 마치 자신의 물건처럼 '당연하게' 사용하곤 합니다.

회사의 비품을 예로 들어볼까요? 복사용지, 펜, 파일처럼 회사가 구입한 물건을 자신의 물건인 것처럼 낭비하거나 업무 외의 용도로 사용하고 있지는 않나요?

레스토랑에서 주는 종이냅킨도 마찬가지입니다. '공짜니까' 혹은 '조금인데 뭐'라고 생각할 수도 있지만, 만약 여러분이 '그 회사의 경영자'라면 어떤 생각이 들까요?

회사의 귀중한 돈으로 구입한 비품을 사원들이 제멋대로 사용한다면 기분이 좋을 리가 없습니다.

우리는 자기 돈으로 산 것은 소중하게 여기면서 다른 사람이 산 '공짜물건'은 낭비하기 쉽습니다. 하지만 모든 물건은 누군가가 사 놓았기 때문에 그 자리에 있는 것입니다. 공짜로 얻은 것이 아닙니다. 앞으로는 '이 물건을 사서 준비해 놓은 사람이 기대하는 방향으로 사용하고 있는지' 생각해보면 좋겠습니다.

상대방의 물건을 자기 물건처럼 소중하게 정성껏 다룰 수 있는 사람은 누가 봐도 매력적으로 보입니다. '물건을 독점하여 다른 사람이 사용하지 못하게 하는 것도 훔치는 것'이며 '뷔페에서 음식을 가득 담아 남기는 것도 훔치는 것'입니다.

또한 다른 사람의 의욕을 꺾어버리는 말을 하거나, 방해하는 행위를 하는 것도 '다른 사람의 가능성을 훔치는 것'입니다. 상대가 힘을 내서 적극적으로 일할 수 있도록 격려의 말을 건네 보세요.

그리고 자신이 받고 있는 월급에 걸맞지 않게 농땡이를 부리는 것은 '월급도둑'입니다. 이 또한 상대방으로부터 빼앗는 것이므로 '도둑질'에 해당됩니다.

생각해보면 사실 우리의 일상생활 속에는 무심코 다른 사람의 것을 빼앗아버리게 되는 함정이 많이 숨어있습니다. 도둑질하지 않는 것은 간단하면서도 어려운 일입니다. 상대방의 기분을 고려해서 성실하게 생활하지 않으면 이루기 어려운 일인 것이죠.

요가철학에서는 '다른 사람으로부터 빼앗는 것을 멈추고 집착

을 버리면 돈도 인맥도 기회도 필요한 것은 자연스럽게 그 사람에게로 모여든다'고 말합니다.

물건을 내 품에 쥐고 있으려 하지 말고 순환시키다 보면 반대로 그것이 더 커져서 내 품으로 돌아오게 마련입니다.

부자가 '돈을 자신의 품에 쥐지 않고 기부를 하거나 투자를 통해 사용하면 돈이 순환을 통해 더 큰 돈이 되어 되돌아온다'는 말도 같은 맥락으로 생각할 수 있습니다. 놓아주면 큰 것이 돌아올 뿐만 아니라, 물건에 집착하지 않게 되므로 잃는 것에 대한 두려움에서 해방되어 결과적으로 스스로에게 부족한 것이 있다는 불안감으로부터도 해방될 수 있습니다.

또한 물질에 얽매이는 자유롭지 못한 생활에서도 해방될 수 있습니다. 이는 끊임없이 이해득실을 따지며 정신없이 살아가던 때와 비교했을 때 커다란 해방감을 느낄 수 있을 것입니다.

이처럼 도둑질하지 않는 삶을 실천하면 많은 사람으로부터 존경을 받을 뿐만 아니라 많은 기회도 찾아오게 될 것입니다.

옷은 당신의 마음을 반영하는 거울

아침에 옷장 문을 열고 '오늘은 뭘 입을까?'하고 생각하는 것이 번거롭다는 사람이 있습니다.

옷장에 옷은 많은데 뭘 입어도 어울리지 않고, 어울리는 옷을 찾다가 '앗, 시간이 다 됐네' 하며 그저 무난한 옷을 골라 입고 서둘러 집을 나서는 경험을 해본 적이 있을 것입니다.

아무튼 옷은 매일 입어야 하는 것이기 때문에 단순히 귀찮다고 생각해 적당히 넘어가는 일이 많을 것입니다.

하지만 아찰라라사야나에서는 **'볼품없는 옷을 입지 말고 아름답게 차려입으면 몸과 마음이 젊어질 수 있다'**고 생각합니다. 덧붙여 말하자면, 아름답게 차려입는 것은 주변 사람을 즐겁게 만드는 재능이기도 하다고 생각합니다.

당신이 중요한 사람을 만날 약속이 있는데 '외관과 내면은 관계가 없다'고 생각해 옷을 적당히 입고 갈 수 있을까요? 아마도 가지고 있는 옷 중에서 고급스럽고 멋진 옷을 골라서 입고 갈 것입니다. 옷은 그 사람을 만나서 반갑다는 뜻을 전달하는 상대방에

대한 존중의 표시이기도 합니다.

존중에 대해 설명하자면, 스리랑카에서는 석가모니를 만나러 사원에 갈 때는 새하얀 옷을 제대로 갖춰 입습니다. 신을 만날 때는 청결하고 아름다운 옷을 입는 것이 예의라고 생각하기 때문입니다.

스리랑카의 사원에 가면 늘 신과 석가모니에게 바치는 꽃이 사원 가득 있으며, 벽면에는 다채로운 색깔의 옷을 입은 시바 신과 비슈누 신의 그림이 장식되어 있는데, 꽃이든 옷이든 아름다운 것, 화려한 것은 신도 기뻐할 고귀한 것이라는 사고방식이 인도의 문화인 것입니다.

 무엇을 입느냐에 따라 인생이 달라진다

저는 옷이라는 것이 입는 사람에게 '역할'을 부여하는 신기한 도구라고 생각합니다.

옛날 여성 의복을 떠올리면 맨 먼저 화려한 색상의 짧은 저고리와 길고 폭넓은 치마가 생각납니다. 현대 여성들에게 이런 전통

의복은 어떤 의미가 있을까요. 그들은 일상생활에서 한복을 거의 착용하지 않다가도 예의나 격식을 차려야 할 자리에는 한복을 입고 등장합니다. 이것은 우리의 전통 의복을 화려함과 격식의 상징으로 생각하는 고정관념에서 비롯된 건 아닐까요. 화려하고 불편하기만 한 옷이라면 실용적인 생활 의복으로는 의미가 없을 것입니다.

현대는 신분에 따라 입는 옷이 제한을 받는 일은 없어졌지만, 입는 옷에 따라 인상이 달라지거나 자기 내면의 변화가 나타난다는 점에서는 변함이 없다고 생각합니다.

나이를 먹으면서 어차피 나이 들었는데 멋을 부릴 필요가 없다고 생각하거나 재택근무를 하면서 출근을 하지 않으니 아무거나 입어도 괜찮다고 생각하는 분들이 계실지도 모르겠습니다.

하지만 매일 입는 옷은 '자신이 되고자 하는 모습에 어울리는 옷'을 입는 것이 좋습니다. 물론 여기에도 이유가 있습니다.

'사람은 무의식중에 외관에 걸맞은 내면을 만들어 가기 위해 노력하게 되므로, 되고자 하는 모습에 어울리는 복장을 하면 내면도 바뀌는' 현상이 일어나는 것이다.

흔히들 성공하고자 하는 사람이, 동경하던 브랜드의 양복을 입고 성공가의 마인드를 가지고 행동을 하면 성공으로 가는 속도가 빨라진다는 이야기를 들어본 적이 있을 것입니다.

자신이 되고자 하는 모습에 어울리는 옷을 입으면 그 효과를 최대한 얻을 수 있는 것입니다.

제 방법을 하나 소개하자면, 저는 쇼핑을 할 때, 제가 좋아하는 연예인 한 명을 떠올려서 '아무개라면 이 옷 입으려나?' 하고 생각해봅니다.

만일 대답이 '예스'라면 조금 비싸도 구입하고, 대답이 '노'라면 아무리 세일을 해서 저렴해도 사지 않습니다. 이상적인 상대는 자신이 동경하는 직업이나 직책을 가진 사람을 고르면 좋을 것입니다.

예를 들어, 저는 강사로 일하고 있어서 해외 여성 CEO 중에 너무 화려하지 않은 색상에 지나치게 격식을 차리지 않은 옷을 입은 사람 중에 내 취향에 맞는 사람을 골라서 그 사람의 패션사진을 앱에 보관하고 있습니다.

내가 되고자 하는 자신의 '의상'을 구하기 위해 쇼핑을 하는 셈

이죠. 이렇게 내가 되고자 하는 모습에 걸맞은 옷을 입으면 자연스럽게 등이 펴지고 자신감이 솟아나며 '이런 옷이 어울리는 사람이 돼야지' 하고 자신의 말과 행동도 다시 살피게 됩니다.

오늘은 온라인이라 어차피 보이지도 않으니까 괜찮다고, 아무도 만나지 않으니 상관없다고 집에서 입는 편한 옷만 입고 지내다 보면 인격조차 느슨해질 것입니다.

그것이 좋고 나쁨을 떠나, 나는 어떻게 하고 싶은지, 어떤 사람이 되고 싶은지를 확실하게 인식하고 옷을 입으면 좋을 것입니다.

명상으로 그날그날의 피로를 리셋하여 긴장 풀어주기!

최근 명상이라는 말을 자주 듣는데, 해외 기업 중에는 근무시간 중에 명상 시간을 도입하는 곳도 생기면서, 그 효과를 인정받게 되었습니다.

하지만, 우리는 아직 명상해본 적이 없거나, 명상을 습관적으로 하지 않는 사람이 더 많은 것 같습니다.

많은 사람이 명상은 '아무런 생각도 하지 않고 가만히 앉아 있는 것'이라고 생각하는데, 사실은 그렇지 않습니다.

명상이란 '하나의 대상에 집중하여, 다른 대상으로 마음이 움직이지 않고 계속 집중하고 있는 상태'를 말합니다.

명상은 불을 사용하거나 음악을 사용하기도 하며 움직이면서 하기도 하는데, 가장 기본적인 명상은 '호흡'에 집중하는 명상입니다.

명상의 효과로 제일 먼저 들 수 있는 것은 스트레스와 불안이 줄어드는 것입니다. 명상을 통해 뇌의 편도체라는 부분이 축소되는데, 편도체는 감정을 관장하기 때문에 명상을 계속해서 편도체가 변화하면 불안이나 공포를 잘 느끼지 않게 된다고 합니다.

편도체는 스트레스와 크게 관련이 있는 부위로, 스트레스에 노출되면 활성화됩니다. 반대로, 편도체가 작아지면 스트레스 호르몬이 분비되기 어려워져, 평소에 침착하고 냉정하게 사물을 판단하게 됩니다.

그뿐만 아니라 쉽게 불안을 느끼는 사람, 스트레스를 잘 받는 사람은 지금 하고 있는 일에 집중하는 힘이 약하고 미래의 일어나지도 않은 일을 이것저것 걱정하는 습관이 있습니다. 이런 사람은 명상을 해서 '지금 여기에 집중하는' 훈련을 꾸준히 하면 일어나지도 않은 일을 걱정하는 일도 줄어듭니다.

또한 명상에는 깊은 이완 효과도 있습니다. 명상 중에는 부교감신경이 우위에 있으므로 깊은 이완 상태가 되는 것입니다. 집중력이 유지되지 못하고 늘 이것저것 생각하는 사람이나 자신의 예정이나 계획대로 진행되지 않으면 곧바로 초조해지는 사람에게는 특히 권장합니다.

나는 장시간 일을 계속 일을 할 때나, 할 일이 이것저것 많아 긴장했을 때 명상을 하고 싶어집니다. 이는 명상의 깊은 이완 효과가 잠을 잘 때보다도 더 기분 좋게 느껴지기 때문입니다.

뇌는 스마트폰과 같아서, 계속 몇 가지 앱(App, 휴대폰이나 스마트폰 등에 다운받아 사용할 수 있는 응용프로그램)을 실행시킨 채로 쓰다 보면, 많은 에너지를 쓰게 되어 서서히 동작이 느려집니다. 명상을 해서 모든 것을 리셋하는 것은 스마트폰을 재부팅 하는 것과 같은 것입니다. 명상으로 일단 사고를 명료하게 만들면 집중력이 높아지며 두뇌 회전도 빨라지는 것을 느낄 수 있습니다.

특히 명상은 수면의 질을 높여준다는 사실이 연구를 통해 밝혀졌습니다. 수면의 질이 좋지 않은 원인은 대부분 깨어 있을 때의 스트레스와 걱정거리 때문인데, 명상하면 수면호르몬이라고 불리는 멜라토닌이 증가해, 스트레스 레벨이 내려가게 됩니다. 그 결과, 수면의 질이 향상되는 것입니다.

또한 명상은 다이어트에도 좋은 것으로 알려져 있습니다. 명상을 계속하면 스트레스 레벨이 내려가기 때문에 스트레스성 폭식이 줄어들며, 하루에 30분씩 명상을 4개월간 계속하면 체중을 줄이지 않고도 체지방률이 내려간다는 연구 결과도 있습니다.

이처럼 명상에는 헤아릴 수 없을 만큼 많은 효과가 있으므로,

어렵다 여기지 말고 일단 3분 만이라도 명상 연습을 하면 좋을 것 같습니다.

 명상에 도전하기!

명상의 포인트는 크게 나누어 두 가지를 들 수 있습니다. **첫 번째는 자세, 두 번째는 호흡입니다.** 명상에서는 척추를 곧게 펴는 것을 중요하게 생각합니다.

척추가 곧게 펴지면 호흡이 깊어져 생명 에너지가 막힘없이 순환하게 됩니다.

먼저, 바닥에 좌골이라고 하는 엉덩이에 있는 커다란 뼈를 수직으로 세우고, 그 위에 상체가 곧게 수직으로 얹는다는 느낌으로 앉습니다.

그리고 복근에 살짝 힘을 주어 정수리를 하늘에서 잡아당기는 듯한 상상을 하며 가능한 한 키를 키우면 좋습니다.

앉는 방법은 책상다리를 해도 좋고 의자에 앉아도 좋으니 본인에게 편한 자세로 앉으면 됩니다. 도중에 발이 아프거나 저리면 좋지 않으므로 정좌는 피하는 것이 좋습니다.

그리고 중요한 것은 호흡입니다. 명상은 기본적으로는 코로 호흡하면서 합니다. 척추를 곧게 펴고 안정된 자세를 취했다면 코로 천천히 들이마시고 코로 천천히 내뱉습니다.

코가 막혀서 호흡이 힘든 사람은 이 책에서 소개하는 코 세척을 꾸준히 계속하면 코로 호흡하는 것이 편해지는 것을 느낄 수 있을 것입니다.

호흡은 '가늘고 긴' 호흡이 기본입니다. 구체적으로는 들이마시고 내뱉는 한 세트를 한 호흡이라고 하며, 1분간 네 번에서 여섯 번의 호흡을 하면 좋습니다.

보통 호흡이 얕은 사람에게는 힘들 수 있으므로 무리는 하지 않는 것이 좋지만, 가능한 한 가늘고 긴 호흡을 할 수 있도록 노력합니다.

손은 손바닥을 위로 향하게 해서 무릎 위에 올려놓으면 됩니다. 눈은 살짝 감고, 눈을 감은 상태에서 시선은 2~3m 앞을 보도록 합니다.

명상이 처음인 사람은 3분 길이의 명상부터 시작하면 좋습니다. 겨우 3분이라고 생각할 수도 있지만, 처음 하는 경우라면 분명 3분도 길게 느껴질 것입니다.

그냥 앉아 있기만 하는 것이 왜 이렇게 길게 느껴지는지 놀랄 정도입니다. 우선은 3분이 아주 짧게 느껴질 때까지 명상 연습을 해서, 3분에 익숙해졌다면 4분, 5분으로 시간을 늘려 가면 됩니다.

명상을 해보고 시간이 '길게 느껴지거나' '가만히 앉아 있기가 힘들게 느껴지는' 사람은 집중력을 유지하는데, 익숙하지 않은 사람입니다.

우리는 평소에 늘 스마트폰이 울리거나, 누군가의 목소리, 사물의 소리 등등 무언가에 집중력을 빼앗긴 환경에서 살고 있습니다. 이렇게 늘 무언가에 마음을 빼앗긴 사람은 명상 중에 한 곳에 집중하는 것을 몹시 어렵게 느낍니다.

만일 명상 도중에 의식이 다른 곳으로 향할 것 같을 때는 '아, 지금 나의 의식이 벗어났구나' 하고 객관적으로 관찰해서 다시 호흡에 집중하면 됩니다.

명상이라는 것은 한 곳에 계속 집중하기 위해 저항하기보다는 일단 의식이 벗어났다면 '아, 지금, 다른 생각을 하고 있구나' 하고 알아차리고, 다시 호흡으로 의식을 돌리는 연습을 하는 것이라고 생각하면 됩니다.

이렇게 '다시 의식을 집중시킬' 때, 뇌의 전두엽이 단련된다고 합니다.

명상이란 근력 트레이닝과 같은 것입니다. 근력 트레이닝도 무거운 기구(웨이트)를 들고 '아, 더이상 들어 올리기가 힘드네'라고 생각될 때 한 번 더, 두 번 더 시도하면 근육이 크게 성장하게 되는데, 명상도 마찬가지입니다.

'아, 더이상 집중하기가 힘들어' 라고 생각한 순간, 한 번 더 호흡으로 의식을 돌리면 전두엽이 단련됩니다.

저도 아직 연습 중이기는 하지만, 명상을 시작하고부터 집중력을 오래 유지할 수 있게 되었습니다.

흔히 '가만히 앉아서 명상하는 시간이 아깝다'고 말하는데, 명상하면 집중력이 좋아지기 때문에 낮에 일할 때 생산성이 향상됩니다. 따라서 우선은 명상을 생활 속에 적용하여 바쁘게 움직이는 뇌를 쉬게 하는 것이 중요합니다.

How to Meditate
명상을 즐겨볼까요!

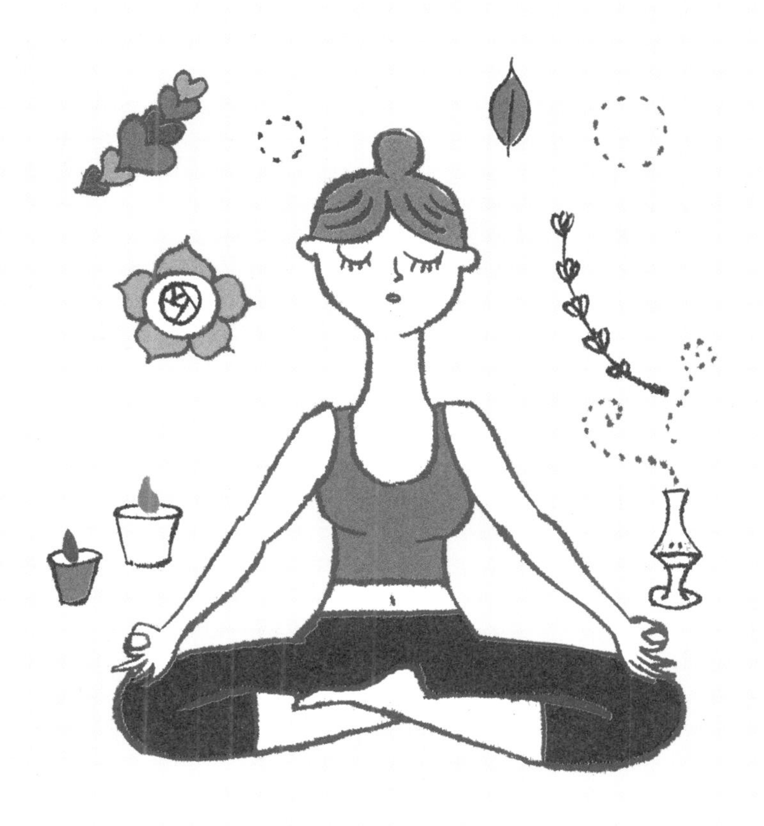

① 척추를 곧게 펴고 안정된 자세를 취합니다.
② 코로 숨을 들이마시고, 코로 뱉어냅니다. 호흡은 '가늘고 길게'
③ 눈은 살짝 감고, 눈을 감은 상태에서 시선은 2~3m 앞을 봅니다.

★ 명상이 처음인 사람은 3분 길이의 명상부터 시작해요 ♪

제4장

식사는
약이 되기도 하고
독이 되기도 한다

식사에서 중요한 것은 내 몸의 소리를 듣는 것

아유르베다에서는 약을 아우샤다(Ausadha)라고 하는데, 허브나 스파이스와 같은 생약뿐만 아니라 평소에 먹는 식사까지 포함해서 아우샤다라고 부릅니다.

즉, **적절한 음식을 먹으면 평소의 식사도 약으로 작용하여 안 좋았던 컨디션도 개선하고 건강을 증진시킬 수 있습니다. 한편, 몸에 맞지 않은 식사나 소화력에 걸맞지 않은 식사는 독이 된다**는 것입니다.

자신에게 필요한 음식물이란 매 순간 그 사람의 몸안의 상태에 따라 정해집니다. 따라서 여러분 스스로가 자신을 위한 의사가 되어야 합니다.

아유르베다의 섭생법은 생각하는 것이 아니라 느끼는 것입니다.

'맛이 너무 자극적이지 않은지' '음식이 소화에 부담이 되지는 않는지'. 매일 자기 몸의 소리를 들으면 그때그때 최선의 선택을 할 수 있습니다.

 영양분이 흡수되지 않고 독이 된다!?

섭생에 관해 아유르베다에서 가장 중요하게 생각하는 것은 **미소화물**(未消化物=아마, Ama)**이 생기지 않게 하는 것**입니다.

우리 몸에 음식물이 들어가면 그대로 영양소로 흡수가 될 것 같지만, 사실은 그렇지 않습니다. 음식물은 식도를 지나 위(胃) 안으로 들어가, 위액에 의해 용해가 됩니다. 그 후에는 십이지장으로 이동하여 다양한 소화효소의 작용으로 영양소로 분해가 됩니다.

그리고 이 영양소가 소장으로 흘러 들어가고, 소장벽(小腸壁)으로 흡수되어 혈액으로 들어가는 원리입니다. 즉 음식물이 영양소로 흡수될지 안 될지 그 열쇠는 '소화'에 있습니다.

소화력이 약한 사람이나 소화에 시간이 오래 걸리는 사람의 경우, 음식물이 미처 소화되지 않은 상태에서 소장으로 이동하게 됩니다. 이렇게 미처 소화되지 않은 것이 미소화물, 즉 아마입니다.

이 미소화물은 끈적끈적해서 악취를 내는 독소 같은 것인데, 체내에서 혈관과 림프와 같은 통로를 막아버리게 됩니다. 소장에서

이 같은 미소화물이 흡수되면 영양소 대신 독소가 혈관으로 들어가 온몸을 돌아다니게 됩니다.

아유르베다에서는 거의 모든 질병이 이런 미소화물이 몸속에 쌓이면서 생긴 결과라고 보고 있습니다.

최근 주목을 받고 있는 질병 중에 리키거트증후군(Leaky Gut Syndrome, 장누수증후군, 장 내벽의 세포 사이의 틈으로 인해 발생하는 질환)이라는 것이 있습니다.

리크(leak)는 '샌다'는 뜻이며, 거트(gut)는 '장(腸)'이라는 의미이므로, '장누수(腸漏水)'라는 의미가 있습니다. 증상은 장관벽(腸管壁)의 점막에 구멍이 생겨, 장내에 있는 소화가 미처 되지 않은 음식물과 독소가 혈관으로 새나가는 것입니다. 그 결과, 알레르기 증상과 같은 자가 면역 질환이나 장염, 관절염, 천식, 만성피로, 불면증과 같은 다양한 질병을 일으킨다고 알려져 있습니다.

이렇게 최근 주목을 받는 질병의 원인과 해결 방법을 5000년도 더 전부터 알고 있었다는 사실을 통해 전통 의학의 심오함에 감탄하게 됩니다.

고가의 영양보조제를 먹어도 건강해지지 않는 이유

우리가 여기저기 아픈 것이 미소화물 때문이라는 것은, 거꾸로 말하면 건강도 미용도 미소화물이 생기지 않게 하는 생활이 중요하다는 뜻이 됩니다.

미소화물이 생기지 않게 하려면 강한 소화력을 가져야 합니다. 소화력을 아그니(Agni)라고 하는데, 아그니의 정도는 타고난 체질과 컨디션에 따라 모든 사람이 다 다릅니다. 저는 이 같은 소화력을 '자신에게 필요한 것과 불필요한 것을 분별하는 힘'이라고 정의합니다. 소화력이 강한 사람은 살짝 과식하거나 정크 푸드를 먹어도 과잉 섭취된 것은 배출하고 필요한 만큼만 흡수할 수 있는데, 소화력이 약한 사람은 필요한 영양소뿐만 아니라 불필요한 것까지 함께 미소화물로 만들어 버립니다.

사실 무엇을 먹느냐보다 그 사람의 소화력이 어떤가가 더 중요합니다.

종종 필요한 영양소를 영양보조제를 통해 섭취하는 사람이 '충분히 영양을 섭취하는데도 이상하게 컨디션이 좋아지질 않아요'라며 상담을 하러 오곤 합니다. 그 이유는 명쾌합니다. 소화력이 약해져 흡수, 대사가 잘되지 않는 것입니다. 영양보조제 성분을 체내에서 분해하려면 간에 부담을 주기 때문에, 사실 우리도 모르는 사이에 소화력이 약해지게 되는 것입니다.

최근 고령자가 '약물 과용'으로 간에 손상이 생기는 사례가 증가하고 있습니다. 아유르베다의 이론을 배운 여러분은 안이하게 영양보조제에 의존하지 말고 자신의 소화력을 강화시키는 노력을 하면 좋겠습니다.

미소화물이 쌓이지 않는 섭생법

우리는 하루에 소비하는 에너지 중에 40%를 소화 활동에 쓴다고 합니다. 운동을 하거나, 일을 하거나, 이밖에도 많은 에너지가 필요한데, 전체 에너지의 절반 가까이를 소화에만 쓴다는 것은, 소화가 우리 몸이 하는 일 중에서도 대작업이라는 것을 알 수 있습니다.

회식할 기회가 많은 사람은 그만큼 소화기관이 항상 일해야 하므로, 소화에 부담을 주게 되어 미소화물이 쉽게 생깁니다. 이 책에서는 미소화물이 쌓이지 않는 섭생법을 소개하려고 합니다.

① 1일 3식이 좋은 것은 아니다

많은 경우, 몸 여기저기가 아픈 원인은 과식입니다. 얼마 전까지만 해도 1일 3식을 먹지 않으면 필요한 영양분을 섭취할 수 없다거나, 아침을 거르면 오히려 살이 찐다는 말이 있었는데, 먹을 음식이 풍부해서 고지방 식품을 먹는 현대인들은 1일 3식을 다 챙겨 먹으면 과식이 되는 경우가 많습니다.

게다가, 책상에 앉아서 하는 일이 많은 현대인은 운동이 부족해서, 먹은 음식을 전부 소화시키기 전에 다음 식사를 하게 되어 늘 미소화물이 쌓이는 상태가 이어지는 경우가 많습니다.

특히 27세 무렵이 되면 서서히 대사 능력도 떨어지므로, 젊었을 때처럼 똑같이 먹다 보면 여기저기 아픈 곳이 생기는 것이 당연합니다. 가끔 TV에서 '건강하게 나이를 먹으려면 고기를 반드시 먹어야 한다'고 말하는 것을 보게 됩니다.

물론 단백질은 중요한 영양소입니다. 오히려 '고령자가 되어서도 고기를 먹을 수 있을 만큼 소화력이 강하니 원래 건강한 사람일 거야'라고 생각하기도 합니다.

한편, 1일 3식이 아니라 1일 5식이나 1일 1식을 먹는 사람도 있습니다. 1일 5식이 좋다는 사람은 식사의 횟수를 늘려서 혈당치의 급격한 상승을 막으려는 것일 수도 있습니다. 하지만 소화라는 측면에서 보면 전에 먹은 식사가 소화되기 전에 다음 식사가 들어오는 것은 소화에 좋지 않습니다.

1일 1식이 좋다고 주장하는 사람은 소화기관을 쉬게 해야 한다거나 기아상태(飢餓狀態)가 되면 장수 유전자로 알려진 서투인(Sirtuin)이 활성화된다는 사실을 근거로 들고 있지만, 체질에 따라서는 공복 시간이 길어지면 소화력이 지나치게 강해져 속이 메스껍거나 담석증 등이 발생할 위험이 있으므로 주의해야 합니다.

그래서 아유르베다는 지극히 명쾌한 정의를 바탕으로 '음식을 먹기에 가장 좋은 타이밍'을 제시합니다.

이는 '전에 먹은 식사가 완전히 소화되었을 때'입니다. 배가 고파졌을 때가 아니라 완전히 소화되었는지가 포인트입니다.

예를 들어 점심때 먹은 음식이 아직 소화가 안 되었는데도 간식이나 저녁을 먹으면 몸속에 각각 다른 소화 단계가 존재하므로 미소화물과 소화가 끝난 것이 섞여 십이지장으로 운반되어 버립니다. 바로 이것이 독소의 원인입니다.

그러므로 전에 먹은 음식이 완전히 소화된 후에 음식을 먹으면, 위(胃) 속이 항상 깨끗한 상태를 유지할 수 있으므로 미소화물이 잘 안 쌓이게 됩니다.

소화 속도와 소화력의 강도는 사람마다 다르므로 이 점 역시 아유르베다에서 말하는 '사람마다 다른 치료법'이 효과가 있습니다. 자신이 먹은 음식이 완전히 소화되었는지 알기 위해서는 체내 감각을 잘 관찰해야 합니다. 관찰 시의 포인트는 다음과 같습니다.

《전에 먹은 음식이 완전히 소화되었을 때의 특징》

1. 배가 땡땡한 느낌이 없다.
2. 트림이 나오지 않는다.
3. 배가 고프고 목도 마르다.
4. 몸이 가볍고 피로감이 없다.

가령, 공복감이 느껴지더라도 트림이 나오거나 배가 땡땡해져 속이 좋지 않은 것은 아직 체내에 소화 중인 음식이 남아 있다는 사인입니다. 그럴 때는 곧바로 먹지 말고 따뜻한 물(백탕)을 마시면 의외로 공복감이 해소됩니다.

공복감은 실제로 배가 고프지 않더라도, 입이 심심하거나 수분 부족, 영양부족일 때도 생길 수 있으므로, 일단은 뇌의 '먹고 싶은' 욕구가 아니라 배가 '텅 비어 있다'는 소리를 들을 수 있도록 의식하려는 노력이 필요합니다.

② 소화가 잘되는 섭생법

소화가 잘되는 음식으로 죽이나 우동을 꼽을 수 있는데, 이 음식들의 공통점은 수분이 많다는 것입니다.

우리가 음식물을 소화시킬 때는 이로 음식물을 잘게 부수는 기계적인 소화 그리고 소화액으로 흐물흐물하게 녹이는 과학적인 소화를 하게 되는데, 위(胃)에서는 근육을 수축하여 움직이면서 음식물을 위산과 휘저어 섞어 죽 상태로 만들기 때문에, 수분을 함유한 식사는 소화가 잘됩니다.

그래서 아유르베다에서는 소화가 잘되게 하기 위해 위(胃) 안의 음식물의 밸런스에 주의를 기울이도록 가르칩니다.

위(胃) 용량을 이미지화한 다음, 4분의 2는 고형식 음식으로 채

우고, 4분의 1은 액체, 4분의 1은 공백으로 남기라고 말합니다. 4분의 1 공백은 교반(휘저어 섞는 것)을 하기 위한 공간으로 필요합니다.

예를 들어, 만일 점심으로 파스타와 샐러드를 먹는다면 샐러드를 수프로 바꿔야 소화에 도움이 된다는 것입니다.

저도 이 이론을 알게 된 후로 아침 식사는 토스트에서 죽으로 바꾸었는데, 작게 썬 채소도 넣으면 영양적으로도 균형이 좋아질 뿐만 아니라 배변 활동도 원활해져서 흡족해하고 있습니다.

단, 한 가지 주의할 점이 있습니다. 4분의 1을 액체로 채우라고 하면 식사 중에 물을 많이 마셔야 한다고 생각하기 쉬운데, 오히려 소화액이 묽어져 소화력이 저하되므로 역효과를 가져올 수 있습니다. 어디까지나 조리 시에 사용하는 수분이라고 생각하면 됩니다.

예를 들어 채소를 쪄서 먹거나 수프를 메뉴에 넣으면 됩니다. 식사 전후 30분은 가능한 한 물을 마시지 않으면 소화력이 약해지지 않습니다. 충분한 수분 보충은 식간(食間)에 하도록 합니다.

③ 소화력이 강해지는 섭생환경

한편, 소화가 잘되는 섭생법에서는 먹는 환경도 대단히 중요합니다.

아유르베다에서는 무엇을 먹는지만큼 어떤 환경에서 먹는지도 중요하게 생각합니다.

여러분이 현재 식사를 하는 환경은 어떤가요? 조용히 식사만 즐길 수 있는 환경인가요? 아니면 스마트폰을 보면서 먹거나, 한 자리에 차분히 앉아서 먹을 수 없는 환경인가요?

차분히 자리에 앉아서 먹지 않고, 초조하고 슬픈 기분으로 음식을 먹으면 소화력은 극적으로 떨어져 미소화물이 쉽게 생깁니다.

왜냐하면, 소화력은 자율신경의 작용에 좌우되기 때문입니다. 자율신경에는 긴장 상태에 작용하는 교감신경 그리고 이완 상태에 작용하는 부교감신경 등 두 가지가 있습니다.

이 두 가지는 시소처럼 한쪽이 우위에 있으면 다른 한쪽이 내려가게 되는데, 소화할 때 작용을 하면 좋은 것은 부교감신경입니다.

부교감신경이 우위에 있으면 혈액이 소화기관에 모여 복부가 따뜻해지므로 소화가 촉진되지만, 교감신경이 우위에 있으면 뇌와 몸의 근육이 긴장하게 되므로 혈액은 뇌와 근육으로 돌아가 소화력이 떨어지게 됩니다.

즉, 편안하게 식사에 전념할 때는 소화력이 높아지지만, 반대로 일을 하면서 식사를 하거나 불편한 사람과 식사를 할 때는 교감신경이 우위에 서기 때문에 소화력이 떨어져 미소화물이 생기기 쉬운 것입니다.

차분하게 밥 먹을 시간이 없다는 사람들이 많습니다.

확실히 일이 바쁜 사람이나 어린아이를 키우는 경우에는 차분히 앉아서 식사할 시간이 없을 수도 있습니다.

하지만 그렇다고 허겁지겁 식사하면 소화가 잘되지 않고 피로감이 남게 됩니다. 혹시 졸리거나 나른해져 축 늘어진 채 방에서 움직이지도 않는다면 일단 5분이라도 차분히 앉아서 식사하는 습관을 갖도록 해야 합니다.

제가 식사 지도를 해드렸던 분 중에, 예전에는 매달 감기를 달고 살았는데 아유르베다를 생활 속에 적용하고부터 거짓말처럼 감기에 걸리지 않게 된 분이 있습니다.

'감기 때문에 매달 월차를 써야 해서 스트레스를 많이 받았는데 감기에 걸리지 않으니 시간적으로도 여유가 생겼어요'라며 기뻐하셨습니다.

식사는 배를 채우기 위한 것만은 아닙니다.

생물의 생명력을 받아 자신의 기력을 길러서 보다 좋은 활동을 하기 위한 힘을 받는 고귀한 행위입니다.

시간을 단축한다거나 효율만 생각해서 신속하게 식사를 끝내다 보면 몸과 마음의 건강에 모두 좋지 않을 뿐만 아니라, 식사의 즐거움, 누군가와 함께 식사하는 즐거움까지 잊게 만듭니다.

매일 먹는 즐거움과 감사하는 마음을 느끼는 것만으로도 인생은 풍요로워질 수 있습니다. 이는 자신의 의지로 변화시킬 수 있는 것이니 꼭 실천하시기 바랍니다.

마음을 흐트러뜨리는 식사·마음을 채우는 식사

현대인들의 식사에는 '옛날에는 없었던 것'이 많습니다. 간단히 요리할 수 있는 가전제품, 장기간 보존할 수 있는 레토르트식품, 냉동식품 등등 누구나 쉽게 맛있는 음식을 먹을 수 있다는 것은 좋은 일이지만, 육체와 정신에 필요한 자연 에너지가 별로 없는 것들이 많습니다.

아유르베다에서는 신선한 채소와 과일, 허브와 스파이스 등 자연 에너지를 담고 있는 것을 먹으면 질병에 잘 걸리지 않는 건전한 육체와 정신을 만들 수 있다고 생각합니다. 식물과 동물의 생명력을 받기 위해서는 '순수한' 음식물을 먹어야 합니다.

우리가 먹는 식사는 마음에 영향을 줍니다. 현대의학에서도 영양실조와 분노 조절이 잘 안 되는 아동의 상관관계, 식품첨가물이 ADHD(주의력결핍과잉행동장애)에 영향을 줄 가능성이 높다는 사실이 실험 결과를 통해 밝혀졌는데, 아유르베다에서는 5000년도 더 전부터 음식물이 마음에 영향을 끼친다고 생각했습니다.

16페이지에서도 설명했듯이, **마음에는 '사트바' '라자스' '타마스' 라고 하는 세 가지 성질이 있습니다.** 성질이란 '상태'를 말하는데, 누구나 사트바, 라자스, 타마스의 세 가지에 모두 해당될 수 있습니다.

사트바란 '순수성'이라는 뜻으로 사념이 없이 맑게 갠, 온화하고 부드러운 마음의 상태입니다.

라자스는 '격한 성질'이라는 의미로, 에고가 강해져 자신이 뜻한 대로 하고자 하는 공격적인 마음의 상태입니다. 요컨대, 초조하거나 이기적인 마음의 상태를 말합니다.

타마스는 '둔한 성질'이라는 의미로 게으르고 흐릿한 마음의 상태를 말하는데, 간단히 말해 의욕이 없고 어두운 마음의 상태를 가리킵니다.

음식물에는 사트바, 라자스, 타마스의 성질이 있는데, 각각의 성질에 해당되는 음식을 먹으면 마음이 영향을 받아 더 초조해지거나(라자스), 의욕이 사라지거나(타마스) 하게 됩니다.

예를 들어, 라자스가 높아지는 식사는 고기와 알코올, 카페인,

마늘, 맵고 맛이 강한 식사입니다. 이런 음식을 과다하게 먹거나 마시면 공격적인 성격이 되거나 에고가 강해진다고 합니다.

실제로 마음의 상태를 측정할 수는 없지만, 제가 식사 지도를 했던 분으로부터 '고기를 먹는 빈도를 줄였더니 신기하게도 초조함이 줄었다'는 이야기를 몇 번이나 들었습니다.

저 자신도 1일 2식 고기를 먹었을 때보다 하루에 한 번 이하로 줄인 지금이 대인관계에서 불안한 마음이 줄었습니다.

타마스가 많은 식사는 만들고 나서 시간이 지난 음식, 레토르트식품, 냉동식품, 통조림 등입니다. 즉 생명 에너지를 느낄 수 없는 식사는 타마스 성질이 증가합니다.

레토르트식품이나 냉동식품은 장기간 보존할 수 있도록 적지 않은 양의 첨가물이 들어가 있습니다. 이런 첨가물은 체내에서 분해될 때도 부담을 주기 때문에, 미소화물이 되기 쉽습니다.

또한 전자레인지로 가열한 것도 타마스가 되기 쉽습니다.

전자레인지를 사용해야 하는 전용 식품이 판매될 정도로 일상적인 음식이 되었는데, 전자레인지에서 나오는 전자파가 인체에 악영향을 끼칠 가능성에 대한 논의도 이루어지고 있으며, 다른 선진국에서는 사용을 자제해야 한다고 주장하는 소리도 많습니다.

그렇지 않아도 전자레인지는 단시간에 대단히 높은 온도에서 가열을 하기 때문에, 식재료의 신선함이 남아 있기 힘듭니다.

만든 지 시간이 지난 음식은 타마스 성질을 증가시켜, 먹고 난 후 마음을 게으르게 만들게 되므로, 미리 만들어 놓은 음식을 전자레인지에 데워서 먹는 것은 되도록 자제하는 것이 좋습니다.

식사가 마음에 끼치는 영향

사트바형 식사

(마음을 온화하게 잡아주므로 적극적으로 섭취한다)

- 방금 요리한 식사
- 신선한 채소와 과일

라자스형 식사

(욕심이 많아지며, 초조함과 불안함의 원인이 되므로 삼간다)

- 고기
- 알코올
- 카페인
- 마늘, 매운 것
- 맛이 강한 식사

타마스형 식사

(게으르게 만들거나 기분을 어둡게 하므로 삼간다)

- 오래된 음식
- 레토르트식품, 통조림
- 냉동식품
- 전자레인지로 가열한 식품

아유르베다 섭생법을 배운 제 수강생들의 대부분이 원래는 직장에 가지고 가는 도시락에는 집에서 만든 밑반찬을 넣고, 집에서는 주로 만들어 놓았던 음식을 전자레인지로 데워먹는 일이 많았습니다.

하지만 강좌를 시작하고 나서부터 미리 만들어 놓은 음식은 자제하고, 갓 요리한 신선한 음식을 먹도록 지도하자, 처음에는 매번 조리할 시간이 없어서 무리라는 반응을 보였지만, 양념을 간단하게 하거나 시간이 없을 때는 칼질을 하지 않고 그대로 조리할 수 있는 깍지콩이나 방울토마토 같은 채소를 사용하는 등 나름의 방법으로 간단히 매일 조리할 수 있게 되었습니다.

무엇보다도 미리 만들어 놓지 않은 음식은 갓 조리한 것만으로도 대단히 맛있으며 식사가 항상 즐거워졌다고 합니다.

'~하면 안 돼'가 아닌 '균형 잡기'

지금까지 아유르베다 식사에 대해 설명해 드렸습니다. 여기에서 오해하면 안 되는 것이 '먹으면 안 되는 맛'이나 '먹으면 안 되는 것'이 있는 것이 아니라는 것입니다.

아유르베다에서는 **건강해지기 위해서는 '단맛' '짠맛' '신맛' '매운맛' '쓴맛' '떫은맛' 등 여섯 가지의 맛을 모두 섭취해야 한다고** 말합니다.

단맛은 몸을 자양(滋養, 영양을 좋게 하는 것)하고, 적당히 몸집을 만들어주며, 정신을 온화하게 만들어줍니다. 따라서 전혀 안 먹는 것이 좋은 것은 아닙니다.

모든 것은 균형이 중요하므로, 자신에게 부족한 것은 넉넉하게, 넘치는 것은 적은 듯이 먹어 스스로 균형을 잡는 것이 가장 중요합니다.

저는 개별 상담을 오시는 분들로부터 다음과 같은 질문을 자주 받습니다.

"제가 먹으면 안 되는 음식은 무엇인가요?"

"어떤 음식을 먹으면 좋을까요?"

사실 아유르베다의 섭생법에 '매일 특정 음식을 몇 그램씩 섭취'해야 한다는 법칙은 없습니다. 아유르베다에서는 '대략'이 중요합니다.

'모든 음식을 균형 있게 섭취해서 소화에 부담이 가지 않도록' 하는 것이 반드시 지켜야 하는 규칙이며, 이외에는 따로 지나치게 신경을 쓰지 않아도 됩니다. 오히려 모든 식사에 감사하며 먹으면 어떤 음식도 약이 됩니다.

내가 먹는 음식을 나에게 맞지 않는다고 함부로 대할 필요도 없으며, 누군가와 함께 식사할 때 과식했다고 죄책감에 고민할 필요도 없습니다.

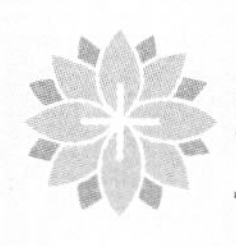

자연과 조화로운 생활이 가장 아름다운 자세를 만들어준다

아유르베다의 섭생법을 실천해서 자신의 체질에 맞는 식사를 하다 보면 뚱뚱했던 사람은 날씬해지고, 비정상적으로 말랐던 사람은 오히려 건강하게 살이 오르게 됩니다.

앞에서 설명했듯이, 아유르베다는 타고난 체질을 중시하기 때문에, 날씬하게 타고난 사람이 건강한 사람도 있고 살짝 살집이 있는 사람이 건강한 경우도 있습니다. 여성이든 남성이든 30세가 지나면, 단순히 체중을 줄이는 것이 아니라 탄력 있는 건강한 체형과 피부를 가지고 싶어 하는 사람이 늘어납니다. 아유르베다의 식사는 그런 분들에게 특히 효과적입니다.

전반적인 아유르베다 섭생법에 대해 말씀드렸는데, 후반부에서 말씀드린 '무엇을 고를 것인가'라는 주제는 보통 아유르베다 의사 지망생이 아유르베다 의대에서 6년간 배우는 내용입니다. 이 책에서는 초보자도 쉽게 알 수 있도록 세세한 설명은 생략하고 개요만 설명해 드렸습니다.

따라서 아유르베다를 제대로 실천하고 싶은 분은 전문가의 지도를 받을 것을 추천합니다.

'소화력을 높이는 섭생법'은 먹는 타이밍과 양을 조정하기만 하면 되므로 간단해 보일 수 있습니다. 단, 이를 평소에 꾸준히 지속하기는 쉽지 않습니다. 저 자신도 아유르베다 강사를 하면서 그 효과를 실감하고 있지만, 깜박하고 실천하는 것을 잊어버릴 때가 있습니다.

그럴 때는 역시 효율이나 시간 단축이 아니라, 다시 한번 '매일 매일의 식사를 즐기기' '자기 자신을 소중하게 대하기'를 머릿속에서 떠올려야 합니다.

우리가 먹고 있는 음식물에는 생물의 생명 에너지와 식사를 준비해주신 분의 '기(氣)'가 깃들어 있습니다. 이렇게 에너지를 받는다는 감사한 마음을 갖는다면 식사는 영양이라고 하는 무기질이 아니라 뱃속까지 활력을 주는 힘이 되어줍니다.

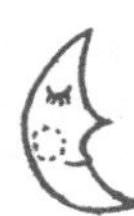

나가는 말 : 아유르베다란 행복하고 건강한 인생을 오래 살아가기 위한 지혜

아유르베다는 행복해지기 위한 지혜입니다. 마음과 육체, 영혼이 깨끗해져 기쁨이 넘쳐나는 상태라면 그것이 바로 아유르베다인 것입니다.

취미로 눈을 반짝이며 그림을 그린다면 그것도 아유르베다입니다. 또한 맛있는 음식을 먹으며 가족과 담소를 나누는 것도 아유르베다입니다.

이 책에서 소개해드린 아유르베다의 습관들은 대부분 돈을 들이지 않고도 자신의 생활방식을 조금 바꾸기만 하면 실천할 수 있는 것들입니다.

우리는 'ㅇㅇ만 있으면 행복해질 수 있을 텐데'라는 생각에 빠져 현재의 행복을 미뤄가며 살아갈 때가 많은 것 같습니다. 멋진 배우자가 있다면, 보람 있는 일을 발견하면, 앞으로 3kg만 더 빠지면, 얼굴에 있는 기미만 빠지면 행복해질 텐데… 라고 말이죠.

저도 아유르베다를 만나기 전에는 그렇게 생각하며 살았습니다.

운명의 상대가 있을 것이라고 믿었으며, 천직을 찾으면 인생이 곧바로 반짝반짝 빛이 날 것이라고 믿었습니다.

하지만 행복이란 언제라도 나 자신이 마음먹기에 따라 발견해 낼 수 있다는 것을 아유르베다를 통해 배웠습니다.

저는 저를 통해 아유르베다에 접한 분들로부터 “선생님, 비로소 저 자신을 좋아하게 되었어요”라는 이야기를 들을 때가 다른 어느 순간보다 기쁩니다.

평생 함께 가야 할 자기 자신을 잘 이해해서 좋아해 주는 것이 무엇보다 중요한 일입니다.

사람은 나이와 관계없이 언제라도 바뀔 수 있습니다.

아유르베다를 통해 지금까지 쌓여 있던 더러움과 피로를 씻어 내고 본래 가지고 있던 자연스럽고 깨끗한 상태로 돌아갈 수 있다면 좋겠습니다.

이 책 부록에 아유르베다의 체질 진단표를 참고하여 자신의 프라크리티를 알아내서 독소가 쉽게 쌓이는 생활 습관이나 식사를 최대한 피하면 아름다움과 건강미를 얻을 수 있습니다.

아무쪼록 이 책을 반복해서 읽어 아유르베다에서 추천하는 것들을 습관화될 때까지 꾸준히 실천하시기 바랍니다. 몸과 마음이 아름답고 건강하게, 그래서 여러분이 한층 반짝반짝 빛나는 모습으로 변화되시길 바랍니다.

아카리 리피

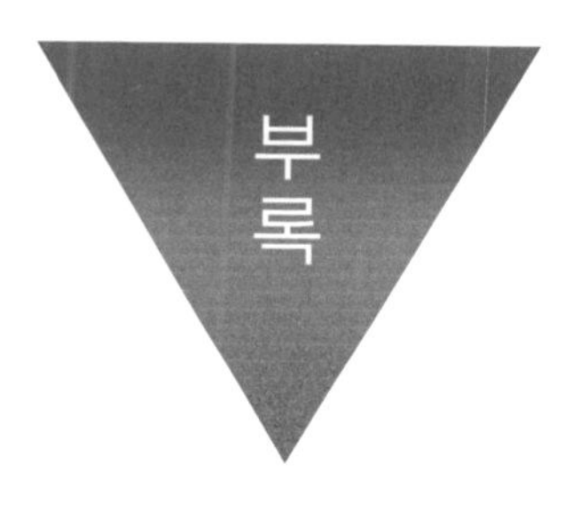

당신에게 맞는
생활 습관을 찾아주는

아유르베다
체질 진단표

자신의 성질을 알면 인생이 바뀐다

아유르베다의 라이프스타일 컨설턴트로 세미나나 개별 카운슬링을 할 때 제가 반드시 하는 것은 프라크리티 진단, 즉 체질 진단입니다.

본래 프라크리티를 진단할 때는 정부로부터 공인을 받은 아유르베다 의사가 진맥이나 문진을 통해 그 사람이 타고난 성질을 도샤라고 불리는 에너지 균형에 따라 진단하게 됩니다.

원래 이 체질을 진단하는 법만으로도 한 권의 책을 쓸 수 있을 만큼 대단히 깊은 내용의 기술인데, 이 책에서는 우선 큰 경향을 알기 위해 체크 테스트를 실시합니다. 보다 상세한 내용을 알고 싶은 분은 전문가에게 진맥과 진단을 받으실 것을 추천합니다.

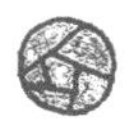

인간의 몸을 자연환경에 비유하다

프라크리티 이론을 이해하려면 자연의 일부인 인간과 자연이 서로 '에너지 교환을 하고 있다'는 것을 먼저 이해해야 합니다.

예를 들어, 우리가 먹는 채소를 생각해볼까요? 채소는 대지에서 자라면서 흙[土] 에너지를 받고, 햇볕으로부터 빛 (불) 에너지를 받으며, 내리는 비로부터 물[水] 에너지를 받습니다. 그러므로 채소를 먹은 사람에게 흙[土]과 빛[火], 물[水] 에너지가 채소를 통해 들어오게 됩니다.

음식물은 소화가 되고 나면 운동 에너지로 발산되기도 하며, 배설물은 대변이나 소변, 땀, 날숨에 들어 있는 수분으로 다시 몸 밖으로 나가게 됩니다. 그러면 배설물은 땅에 흡수되어 다시 새로운 작물을 키우며, 증발한 수분은 결국 구름을 만들어 비가 되어 다시 대지에 뿌려지게 됩니다. 이처럼 자연과 인간 사이에서는 에너지의 교환이 끊임없이 이루어지고 있는 것입니다. 이를 아유르베다에서는 '우주와 인간은 하나다' '우주와 인간은 서로 에너지를 교환한다'고 말합니다. 요컨대, 자연에서 볼 수 있는 바람[風], 불[火], 물[水], 흙[土]이라는 요소가 인간의 몸속에도 들어가고 나오기를 반복하고 있다는 의미입니다.

그리고 사람이 태어날 당시에 체내에 있는 바람, 불, 물 등의 에너지가 '어떤 균형을 이루고 있었는가'에 따라, 타고난 성질, 즉 프라크리티가 결정됩니다. 주요 에너지는 '바람과 공간 요소로 이루어지는 바타', '불과 물 요소로 이루어지는 피타', '물과 흙 요소로 이루어지는 카파'의 세 가지입니다.

예를 들어, 바람이 불면 빨래가 '흔들리고', '건조되어' '차갑게' 되는데, 바타(공간, 바람) 에너지는 '운동성', '건조성', '냉성(冷性, 차가운 성질)'으로 몸속에서 나타나게 됩니다. 즉 신체적인 특징으로는 침착하지 못하고 부산스럽게 움직이는 사람이 많으며, 피부가 건조하고 차가운 성질을 가진 사람이 많습니다.

19페이지에서 설명했듯이 이 책에서는 아유르베다에서 일반적으로 쓰이는 바타(공간, 바람), 피타(불, 물). 카파(물, 흙)라는 에너지의 특징을 각각 새, 호랑이, 바다표범으로 비유합니다.

각각에 어떤 특징이 있는지는 개별적인 결과 부분에서 말씀드리기로 하고, 우선 테스트를 해보도록 하겠습니다.

Step-1

다음 질문에 '해당된다(○)', '어느 쪽도 아니다(△)', '해당되지 않는다(×)' 중에 가장 들어맞는 것에 체크를 하면 됩니다.

(주의사항) 타고난, 즉 외부의 영향을 받지 않았을 때의 상태를 체크하는 것이므로, 10세부터 20세 무렵까지를 떠올리며 체크하기 바랍니다. 예를 들어 '치아교정으로 치열이 바뀌었다'거나 '원래 부끄럼이 많았는데 노력을 통해 사교적인 성격으로 바뀌었다'와 같이 후천적인 노력으로 변화가 된 경우에는 바뀌기 전의 상태에 해당하는 것에 체크하면 됩니다.

Step-2

체크를 모두 했으면 점수를 계산합니다. '(○)'는 2점, '(△)'는 1점, '(×)'는 0점으로 환산하여 점수를 합계합니다.

Step-3

233페이지를 참고하여 자신의 타입을 알아냅니다.

새 타입 체크

	○	△	×
이야기를 간결하게 하는 것이 어렵고 화제가 자주 바뀐다			
마른 체형에 뼈도 가느다란 편이다			
호기심이 왕성하나 싫증을 잘 내기도 한다			
변비가 있다			
배가 자주 더부룩해지고 가스가 찬다			
냉증이 있으며 특히 손발이 자주 차가워진다			
피부가 건조하다			
아무것도 하지 않고 가만히 앉아 있는 것이 힘들다			
깊이 못 자고 꿈을 자주 꾼다			
걱정이 많고 소심한 면이 있다			
피부가 얇고 손발의 핏줄이 잘 보인다			
식욕이 한결같지 않아 많이 먹을 때도 있지만 배가 고프지 않을 때도 있다			
사교적이며 새로운 환경에 빨리 적응한다			
체력은 좋지 않은 편이다			
키는 극단적으로 크거나 작거나 둘 중 하나에 속한다			

(합계 : _____ 점)

호랑이 타입 체크

	○	△	×
자신의 의견이 확실하며 자기주장이 강하다			
땀을 많이 흘리며, 덥고 습기가 많은 기후에 약하다			
매일 2회 이상 대변을 보며, 설사를 자주 한다			
일하는 것을 좋아하여 자주 장시간 일을 한다			
성격이 급해 작은 일로 초조해한다			
젊었을 때부터 새치나 대머리가 보이기 시작한다			
속쓰림이나 구내염이 자주 생긴다			
여드름이 잘 생긴다			
눈매가 날카롭고 눈빛이 강한 인상을 주어 자주 차가운 인상을 준다			
차가운 음료수나 음식을 좋아한다			
점이나 주근깨가 많다			
눈이 쉽게 피로해지고 시력도 약하다			
사람을 사귈 때 이해득실을 따진다			
식욕이 왕성해 대식가가 많다			
체온이 높다			

(합계 : _____ 점)

바다표범 타입 체크

	○	△	×
지방이 쉽게 붙어 쉽게 살이 찐다			
피부가 하�고 촉촉하다			
식사를 거르고도 잘 견딘다			
모발이 검고 숱이 많다			
잠자는 것을 좋아해서 휴일에는 하루 종일 누워 있어도 아무렇지도 않다			
골격이 크다			
치열이 가지런하며 치아가 크다			
체력이 좋은 편이어서 육체적인 노동도 가능하다			
천천히 말하고 행동하는 것이 가능하다			
별로 화내지 않는다			
소극적이며 부끄럼을 타는 편이다			
코가 잘 막힌다			
잘 붓는다			
먹는 것을 좋아해서 식사에는 돈을 투자한다			
주사를 맞을 때 손목의 혈관이 잘 안 보여서 어렵다는 말을 들은 적이 있다			

(합계 : _____ 점)

타입 진단

세 가지 중 한 가지가 두드러지게 (5점 이상) 높으며, 가장 높은 점수를 받은 것이 당신의 타입입니다.

→ **새** or **호랑이** or **바다표범** 타입

새와 호랑이 양쪽의 점수가 바다표범 점수보다 높고(바다표범보다 5점 이상) 새와 호랑이 점수 차가 3~4점 이내인 경우(새와 호랑이의 점수 차가 5점 이상 벌어진 경우. 위의 세 가지 타입 중에 높은 점수를 받은 타입을 선택한다.)

→ **새** × **호랑이** 복합 타입

새와 바다표범 양쪽의 점수가 호랑이 점수보다 높고 (호랑이보다 5점 이상) 새와 바다표범의 점수 차가 3~4점 이내인 경우 (새와 바다표범의 점수 차가 5점 이상 벌어진 경우, 위의 세 가지 타입 중에 높은 점수를 받은 타입을 선택한다.)

→ **새** × **바다표범** 복합 타입

호랑이와 바다표범 양쪽의 점수가 새 점수보다 높고 (새보다 5점 이상) 호랑이와 바다표범의 점수 차가 3~4점 이내인 경우(호랑이와 바다표범의 점수 차가 5점 이상 벌어진 경우, 위의 세 가지 타입 중에 높은 점수를 받은 타입을 선택한다.)

→ **호랑이** × **바다표범** 복합 타입

위에 해당하지 않고 모두 비슷한 점수를 받아 차이가 적은(2~3점가량) 경우

→ **우주인** 타입

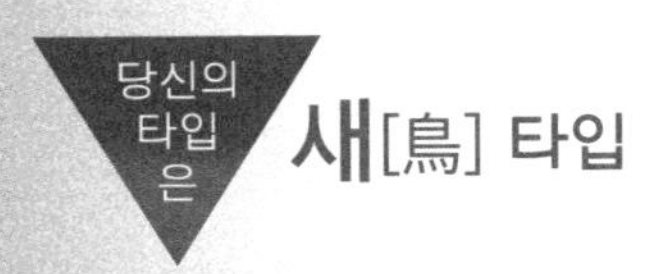

새[鳥] 타입

육체…몸이 가늘며 체중이 가볍고, 피부가 건조하고 신장은 극단적으로 크거나 작으며, 냉증이 있고 몸에 비해 손발이나 얼굴과 같은 부위가 크거나 작다.

성격…움직이는 것을 좋아해 계획을 많이 세우며, 가만히 있는 것을 힘들어하고 사교적이어서 처음 만난 사람과도 부담 없이 대화할 수 있고, 갑자기 이유 없이 불안해지기도 하는 걱정이 많은 타입이다.

이 타입에게 자주 나타나는 증상…변비, 냉증, 불면증, 빈뇨, 건조한 피부, 건조한 모발, 주름, 복부팽만, 신경마비, 대장질환, 신장질환, 관절통.

✕ 독소가 쌓이는 NG 행동, 이런 것은 하지 마세요!

【간식】

간식을 자주 먹으면 체내에서 미소화물이 쌓여 독소가 됩니다. 이 타입은 선천적으로 소화력이 약하기 때문에 1일 4식 이상 먹으면 안 됩니다.

식사와 식사 중간의 간격을 확실히 지켜 소화를 위한 시간을 확보하는 것이 중요합니다.

또한 식욕이 들쑥날쑥한 사람이 많은데 정해진 시간에 먹으면 몸에 주는 부담을 줄일 수 있습니다. 식사 시간이 불규칙하면 우리 몸은 '다음 식사는 언제 들어올까?' 하는 생각에 마음이 편할 수가 없습니다. 1일 3식, 영양가 있는 음식을 제대로 먹는 것이 중요합니다.

【생채소 샐러드 먹기】

태생적으로 피하지방이 쉽게 붙으며 몸에 냉증이 잘 생깁니다. 따라서 먹고 마시는 것은 가능한 한 가열해서 조리한 것을 선택해야 합니다.

샐러드를 먹어도 좋지만, 샐러드를 먹는 횟수보다는 따뜻한 채소를 먹는 횟수를 많게 합니다.

음료수도 얼음이 들어있는 것은 여름에도 피해야 합니다. 겨울에는 따뜻한 물이 가장 좋은데, 음료수는 적어도 상온보다는 높은 온도로 해서 마시는 것이 좋습니다.

【수면 부족】

이 타입인 사람은 체력이 그다지 좋지 않으므로 이상적인 수면시간은 8시간입니다. 깊은 잠을 자지 못하고 악몽을 꾸는 사람도 많으므로 잠자리에 들기 30분 전에는 스마트폰의 사용을 멈추고 TV나 컴퓨터도 꺼서 조용한 방에서 스트레칭을 하거나 따뜻한 음료수를 천천히 마시며 잘 준비를 합니다.

【지나친 이동】

장거리 이동을 하면 심하게 지쳐서 불면증, 건조증, 두통, 변비와 같은 증상이 나타납니다. 일할 때는 피할 수 없지만, 이동이 많았던 주에는 휴일에 하루는 집에서 차분히 휴식하는 시간을 가져, 지나치게 많이 이동하지 않도록 주의합니다.

✲【당질 제한】

태생적으로 근육과 지방이 쉽게 붙으며 뼈도 가는 편이기 때문에 에너지원인 당질을 제한하면 체력이 상당히 저하됩니다. 그뿐만 아니라 당질을 제한하면 육식이 증가하는 경향이 있는데, 소화력이 강한 편이 아니므로 육식 위주의 식사는 소화불량을 유발하여 체내에 독소가 생기게 합니다. 곡물, 채소를 중심으로 육류도 섭취하는 균형 잡힌 식사를 하는 것이 좋습니다.

✲【아침 식사로 빵 먹기】

이 타입은 쉽게 건조해지므로 음식을 만들 때는 가능한 한 수분과 유분이 있는 조리법을 선택하는 것이 좋습니다. 빵은 건조성이 높아 아직 소화력이 약한 아침 시간에 먹는 것은 피하는 것이 좋습니다. 대신 빵은 가끔 먹고, 백미나 현미를 위주로 섭취하는 것이 좋습니다.

당신의 타입은

호랑이[虎] 타입

육체…중키에 살이 알맞게 붙어 있으며, 신장은 평균치, 다소 근육질에 피부는 여드름이 잘 생기고 붉은 기가 돌며 지성이고, 체온은 높은 편으로 땀이 많이 나고, 이목구비가 좌우대칭이며 눈매가 날카롭다.

성격…행동력이 있고 두뇌가 명석하며, 계산에 뛰어나고 사물을 이해득실에 근거해 판단하며, 하고 싶은 말은 반드시 주장하고, 쉽게 화를 내고 작은 일로 불안해하며 지기 싫어하고, 사람들로부터 명령받는 것을 싫어하는 정열적인 면도 있다.

이 타입에게 자주 나타나는 증상…설사, 건조증, 여드름 피부, 새치, 탈모, 초조함, 눈의 피로, 시력 저하, 위장질환, 피부질환.

╳ 독소가 쌓이는 NG 행동, 이런 것은 하지 마세요!

【과식】

소화력이 강해 많이 먹어도 잘 체하지 않기 때문에 무심코 과식할 때가 있습니다. 또한 스트레스로 의한 폭식을 하기 쉬운 타입이므로, 특히 초조할 때는 필요 이상으로 과식하지 않는지 냉정하게 자신을 관찰하는 것이 좋습니다.

【라면 먹기】

매운 음식이나 튀긴 음식 등 위에 자극을 주는 음식을 좋아하는 경향이 있습니다. 하지만 매운 음식이나 튀긴 음식 모두 불 에너지를 악화시키므로 먹는 횟수를 줄이는 것이 좋습니다.

특히 조심해야 할 것은 튀긴 음식, 패스트푸드, 라면, 중국 음식 등 기름과 마늘, 향신료를 많이 넣은 요리입니다. 이런 음식을 먹는 횟수를 줄이거나 직접 요리를 하는 경우에는 기름의 양을 조절하고 마늘의 사용은 자제하도록 합니다.

그리고 푸른 채소가 독성을 중화시키므로 튀김이나 라면을 먹을 때는 순무나 시금치, 피망, 양배추 등 잎채소도 곁들여 넉넉하게 먹도록 합니다.

【워커홀릭】

일에 중독된 사람을 워커홀릭이라고 하는데, 호랑이 타입인 사람들은 일하는 것을 좋아해 휴일에도 일하고 싶어 하는 사람이 많습니다. 하지만 뇌가 강한 긴장 상태에 머무는 시간이 길어지면 머리에 열이 오르게 됩니다. 그렇게 되면 불 에너지가 지나치게 많아져 일어나는 여러 가지 증상들, 즉 두통, 눈의 피로, 새치, 탈모 등의 원인이 됩니다.

이 타입의 사람들이 먼저 기억해야 하는 말은 '이 정도면 되지 않겠어?'입니다. 완벽주의에서 벗어나 다른 사람과 자기 자신에게 엄격하게 대하는 것을 멈추고, 조화와 질서를 중시하는 자세로 일에 임해야 합니다.

휴식도 일의 일부라는 생각을 해야 비로소 휴식을 받아들이는 타입입니다.

특히 눈에 쉽게 피로가 오며, 컴퓨터나 스마트폰 화면을 장시간 쳐다봐야 하는 일은 몸속에 독소를 만들게 됩니다. 눈에 피로가 느껴진다면 면으로 된 화장 솜에 로즈워터를 뿌려 만든 즉석 아이팩으로 눈을 진정시켜 휴식을 취하도록 합니다.

【염분의 과다섭취】

맛이 강한 식사를 좋아하는 경향이 있는데, 이 타입의 사람들은 혈액이 끈적끈적해지기 쉬우므로 염분을 과다 섭취하지 않도록 맛이 강한 음식을 피해야 합니다. 특히 외식을 하면 대부분 양념이 강한 음식이므로, 직접 만들었을 때 맛이 너무 싱겁지 않도록 노력하는 것만으로도 맛이 강한 음식을 찾지 않게 됩니다.

【아침 식사로 소시지와 베이컨 먹기】

가공된 동물성 식품은 혈액을 지저분하게 만들고 여드름, 설사, 편도선 부음, 머리숱이 적어지는 원인이 됩니다. 그래도 꼭 먹고 싶을 때는 점심때 먹도록 하고 아침과 저녁에는 자제하도록 합니다. 또한 이 타입은 고기 단백질을 섭취하기보다는 콩이나 우유, 두유 등으로 단백질을 섭취하는 것이 바람직합니다. 특히 고기 중에서도 돼지고기를 먹는 횟수를 줄이고, 닭고기, 생선, 콩, 달걀, 우유, 두유로 단백질을 섭취하는 것이 좋습니다.

당신의 타입은 바다표범 타입

육체…통통하고, 글래머이며 신장은 평균치에 하얗고 촉촉한 피부를 가지고 있고, 골격이 크고 혈관이 잘 보이지 않으며, 체온은 낮은 편이고 둥근 얼굴에 머리숱과 속눈썹이 많다.

성격…본인의 리듬에 맞춰 어른스럽게 행동하고, 느리며 부끄럼을 타며, 집에서 시간을 보내길 좋아하고, 변화와 자극은 추구하지 않으며 변화를 두려워하는 경향이 있고 현재 가진 것과 지위에 집착하는 경향이 있다.

이 타입에게 자주 나타나는 증상…비만, 냉증, 부종, 코 막힘, 나른함, 졸림, 당뇨병.

✕ 독소가 쌓이는 NG 행동, 이런 것은 하지 마세요!

【유제품 먹기】

이 타입의 사람이 먹었을 때 가장 독소가 잘 쌓이는 것이 유제품입니다. 우유, 치즈, 크림, 버터와 같은 유제품이 들어간 음식은 모두 지질을 많이 함유하고 있어 소화에 부담을 주므로 살이 쉽게 찌고 지방이 잘 붙는 바다표범 타입은 피해야 하는 음식입니다. 하지만, 아이러니하게도 바다표범 타입의 사람은 유제품을 좋아하는 경향이 있으므로 지나치게 참기보다는 횟수를 줄이거나 한 번에 먹는 양을 줄일 것을 추천합니다.

또한 혹시 먹는 경우에는 소화력이 강한 점심시간에 먹는 것이 좋습니다. 디저트를 고를 때는 커스터드 크림이나 아이스크림과 같이 유제품이 많이 들어간 것을 피하고, 다크초콜릿이나 과일, 사과파이와 같은 유제품이 아닌 것을 고르는 것이 좋습니다.

【백설탕이나 정제된 밀가루를 사용하는 것】

백설탕과 정제된 밀가루는 바다표범의 몸을 차갑게 만들어 체중을 증가시키고 코 막힘이나 피부가려움증을 유발합니다. 직접 조리를 하거나 외식할 때 모두 양념에 설탕을 사용하는 것을 자제하고, 재료를 고를 때도 밀가루는 피하여 메밀가루나 콩가루로 대용하면 좋습니다.

빵보다는 현미, 백설탕보다는 미림을 쓰는 것이 좋은데, 혹시 먹고 싶을 때는 소화력이 강한 점심시간에 먹거나 양을 소량으로 줄이면 좋습니다.

【1일 3식】

소화 속도가 느린 타입이므로 가족이나 주변 사람에게 맞춰 같은 양을 같은 시간에 먹으면 아직 소화가 채 되지 않거나 배가 고프지 않은 상태에서 먹게 되는 일이 많습니다. 이렇게 되면 아직 전에 먹은 식사가 소화되지 않은 상태에서 다음 식사가 위장으로 들어와 미소화물이 점점 체내에 쌓이게 되므로 살이 찌며 독소가 쌓이게 됩니다. 앉아서 일을 하는 등 운동량이 적은 경우에는 1일 2식만 먹어도 충분합니다.

이 타입의 사람은 배가 고프지 않을 때는 먹지 않는 것이 좋습니다. 가족이 있어 식사 시간이 정해져 있는 경우에는 한 번에 먹는 식사의 양을 줄이거나 하여 다음 식사 시간에는 배가 고프도록 조정하도록 합니다.

✴ 【낮잠】

잠자는 것을 좋아해서 휴일에는 잘 수 있는 만큼 실컷 자거나 집에서 한 발짝도 안 나간 채 시간을 보내는 사람이 많은데, 이 타입의 사람은 원래 체력이 좋기 때문에 계속 잠만 자면 체력이 남아돌아 오히려 몸이 나른해집니다.

휴일에도 아침 일찍 일어나 외출 계획을 세우거나 체육관에 가서 운동하고 땀을 흘리면 좋습니다. 바다표범 타입에게 가장 좋은 건강법은 '땀이 날 때까지 운동하는 것'입니다.

하루에 10분이라도 운동하는 습관을 가지면 좋습니다.

✴ 【염분의 과다섭취】

붓기 쉬는 체질이므로 염분이 많은 식사는 하체나 얼굴을 살찌게 만듭니다. 잎채소나 오이같이 쓴맛이 나는 채소를 섭취하여 불필요한 수분을 몸밖으로 배출시키도록 합니다.

✲ 【아침 식사로 먹는 요구르트】

소화가 느린 바다표범 타입은 아침이 되어도 아직 배가 고프지 않은 사람이 많습니다. 이럴 때, 무리해서 먹을 필요는 없습니다. 아침 식사를 거르고 11시경에 이른 점심을 먹어도 좋습니다. 아침을 거르는 경우에는 그 반동으로 저녁 식사량이 많아지지 않도록 주의합니다. 어디까지나 점심 식사의 양을 제일 많게 합니다. 그리고 아침에 제일 피해야 하는 음식은 요구르트와 치즈입니다.

바다표범은 유제품으로 인해 몸이 차가워지고 지방이 생기므로, 유제품을 아침에 먹는 것은 좋지 않습니다. 아침 식사는 따뜻한 채소 중심으로 먹는 것이 좋습니다.

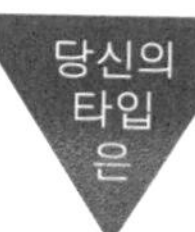

새[鳥] × 호랑이[虎] 복합 타입

육체…마른 체형이지만 새 타입보다 근육이 있으며, 새 타입보다 체온도 높고, 소화력도 어느 정도 있다.

성격…새의 움직이기 좋아하는 성질과 호랑이의 행동력이 합해져 도전정신이 왕성한 타입이며, 사교적이나 호랑이 타입처럼 두뇌가 명석하고 계산에 뛰어난 부분도 있다.

이 타입에게 자주 나타나는 증상…새 타입과 호랑이 타입 중 어느 쪽의 경향이 우세한지에 따라, 우세한 쪽의 타입에게 생기는 증상이 나타난다.

╳ 독소가 쌓이는 NG 행동, 이런 것은 하지 마세요!

【매운 음식의 과다 섭취】

새 타입이나 호랑이 타입 모두 매운 것을 먹으면 독소가 쌓입니다. 고춧가루를 사용한 매운 음식물은 되도록 피하고, 채소 중심으로 자극적인 양념을 피하는 것이 좋습니다. 튀긴 음식도 체질에 잘 맞지 않으므로 먹는 횟수를 줄이는 것이 좋습니다.

【너무 빡빡한 스케줄】

호랑이 타입이나 새 타입 모두 스케줄을 꽉 채워서 여기저기 움직이는 것을 좋아합니다. 하지만 적당히 휴식을 취하는 것을 잘못하기 때문에 그만 컨디션이 무너질 때까지 무리해버리는 경향이 있습니다. 일과 중에 반드시 조용히 앉아 눈을 감고 차분하게 있는 명상 시간을 갖도록 합니다.

특히 이런 타입의 사람은 한곳에 가만히 앉아 있는 것을 잘못해서, 몸과 머리가 휴식할 수 있는 시간을 가져야 나머지 시간의 효율이 높아지므로 반드시 명심해서 챙겨야 합니다.

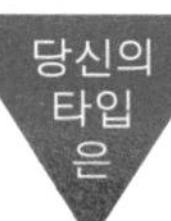

새[鳥] × 바다표범 복합 타입

육체와 성격…마른 체형의 새 타입과 살이 잘 찌는 바다표범 타입의 복합적인 타입이어서 판단이 어렵다. 보통 새 타입의 마른 체형에 바다표범 타입의 의젓한 성격이 합쳐진 사람이거나, 바다표범 타입이 우세한 경우에는 체격이 다부지지만 그다지 살이 쉽게 찌지는 않으며 새 타입과 같은 사교적인 성격을 가지고 있다. 특히 주의해야 할 사항은 냉증이 생기기 쉽고 소화력도 약하다는 점이다.

이 타입에게 자주 나타나는 증상…새 타입과 바다표범 타입 중 어느 쪽의 경향이 우세한지에 따라 더 우세한 쪽의 증상이 나타나는데, 양쪽 모두 냉증, 부종, 소화력이 약하다는 특징이 있다.

✕ 독소가 쌓이는 NG 행동, 이런 것은 하지 마세요!

【몸을 차갑게 하는 모든 것】

냉증에 약한 성질이므로 차가운 음료수나 음식을 섭취하는 것은 되도록 피하는 것이 좋습니다. 옷도 되도록 얇은 옷은 피하고 목, 손목, 발목의 세 군데 목은 여름에도 따뜻하게 해줍니다. 백설탕과 정제 밀가루는 요리할 때 사용하지 않도록 합니다.

【급하게 먹는 것】

소화력이 약하므로 씹지 않고 급하게 먹으면 소화가 잘되지 않아 독소가 되기 쉽습니다. 가열해서 조리한 따뜻한 음식을 천천히 편안한 마음으로 먹는 것이 좋습니다.

【우유부단】

불안한 마음에 선택을 망설이는 새 타입과 판단이 느린 바다표범 타입의 성질을 모두 가지고 있으므로, 쉽게 우유부단해집니다. 스스로 우유부단하다는 것을 자각하여 다른 사람으로부터 어드바이스를 받을 때는 그대로 행동하는 것이 좋습니다.

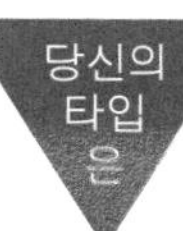

호랑이[虎] × 바다표범 복합 타입

육체와 성격…호랑이 타입은 근육이 쉽게 붙으며, 바다표범은 골격이 크고 지방이 잘 붙는데, 이 두 가지 타입이 합쳐져 근골이 우람한 스포츠맨 타입의 육체를 가지고 있으며, 축복받은 체력을 가지고 있다. 성격은 바다표범 타입의 인내력과 온화함도 있지만, 호랑이 타입의 격렬함과 분노도 가지고 있다.

이 타입에게 자주 나타나는 증상…호랑이 타입과 바다표범 타입 중 어느 쪽의 경향이 우세한지에 따라 더 우세한 쪽의 증상이 나타난다.

╳ 독소가 쌓이는 NG 행동, 이런 것은 하지 마세요!

【과식】

호랑이 타입의 대식가적인 면과 바다표범 타입의 음식을 좋아하는 면이 합쳐져 자칫 과식하게 될 우려가 있습니다. 아무래도 살이 잘 찌는 타입이므로 음식을 먹은 다음에는 반드시 움직이도록 규칙을 정해서 실천하는 것이 좋습니다.

【염분과 튀긴 음식】

양쪽 타입 모두 강한 염분이나 기름과는 잘 맞지 않으므로 되도록 튀긴 음식은 피하고, 맛이 강한 음식도 삼갑니다. 직접 간을 약하게 해서 일본식으로 먹으면 컨디션도 좋아집니다.

【단백질과 고기】

근골이 우람해지고 싶다면 상관없지만, 안 그래도 근육과 지방이 잘 붙는 타입이므로 고기나 단백질을 적극적으로 섭취하면 근육과 지방으로 인해 외관이 점점 건장해집니다.

건강하게 대사와 배출을 하려면 채소를 중심으로 곡물을 섭취하고 육류는 자제하는 것이 좋습니다. 특히 소고기와 돼지고기는 먹지 않아도 좋습니다(닭고기는 비교적 소화에 부담을 주지 않으므로 먹어도 괜찮습니다). 채소와 달걀, 콩 제품을 통해서도 단백질은 충분히 섭취할 수 있습니다.

【다른 사람을 엄격하게 대하지 않기】

이런 타입은 원래 체력도 좋고 체격도 좋으며 두뇌도 명석하고 인내력도 있어서 주변 사람들보다 어떤 일이든 이해가 빠르고 바로바로 결과를 내는 사람이 많은 타입입니다. 이로 인해 자칫 다른 사람에게 자신과 같은 속도로 일할 것을 요구하게 되어 주위를 피곤하게 만들 수도 있습니다.

상대방을 비판적으로 바라보고 부정적인 점에 집중하기보다는 잘하고 있는 것을 칭찬해주면 인간관계의 스트레스도 줄어들게 됩니다.

당신의 타입은

우주인 복합 타입

육체와 성격…바람, 불, 물, 흙의 모든 에너지를 같은 정도로 균형 있게 가지고 있어서 얼핏 보면 어떤 체질인지 외견이나 성격적인 특징을 봐서는 알기 힘들다. 또한 모든 에너지가 골고루 있기 때문에 대단히 건강하며 성격은 새, 호랑이, 바다표범 모두의 면을 조금씩 가지고 있다는 것도 특징이다. 에너지가 균형을 잡고 있을 때는 이상적인 건강, 면역력, 장수를 모두 누릴 수 있지만, 이 성질을 태생적으로 가지고 있는 사람은 드물다. 테스트를 통해 이 타입이 나온 경우에는 다시 한번 결과지를 가족들에게 보여주고 답을 맞게 체크했는지 확인을 받는 것도 좋다.

이 타입에게 자주 나타나는 증상…모든 에너지가 다 있어서 증상이 나타날 때의 특징적인 패턴은 없으며, 흐트러진 에너지와 관계된 증상이 나타난다. 예를 들어, 새 타입의 에너지가 흐트러져 있으면 변비나 냉증이 나타나는데, 후천적인 것이므로 태생적으로 변비나 냉증이 쉽게 나타나는 것은 아니다. 균형이 무너지면 모든 에너지의 균형을 잡아주어야 하므로 모든 타입을 참고로 하면서 흐트러져 있는 에너지를 하나하나 진정시켜주어야 한다.

╳ 독소가 쌓이는 NG 행동, 이런 것은 하지 마세요!

모든 에너지가 균형이 잡힌 상태이므로 특별히 먹으면 안 되는 음식이나 컨디션을 무너뜨리는 습관 같은 것은 없으며 사람마다 모두 다릅니다. 기본적으로는 전통적인 '콩류, 깨(종자류), 미역(해조류), 채소, 생선, 표고버섯(버섯류), 뿌리 식품(감자, 고구마, 토란, 참마 등)을 섭취하는 것이 좋습니다. 그리고 소화에 좋지 않은 섭생법은 피하도록 합니다. 소고기를 자제하고 닭고기나 생선, 달걀을 중심으로 먹는 것이 좋습니다. 일상생활 안에 휴식을 자주 취하고 명상도 하는 것이 좋습니다. 이 타입의 사람은 새, 호랑이, 바다표범 타입에게 자주 나타나는 증상들을 읽어보면 도움이 됩니다. 그리고 그중에 자신에게 들어맞는 증상이 있는 경우에는 우선 그 에너지 타입에게 도움이 되는 것들을 실천하면 흐트러진 에너지를 진정시킬 수 있습니다.

아유르베다

세상에서 가장 기분 좋은 몸과 마음을 가꾸는 방법

2023년 6월 1일 1판 1쇄 발행

지은이 아카리 리피
옮긴이 김민정, 이주관

발행인 최봉규
발행처 청홍(지상사)
출판등록 1999년 1월 27일 제2017-000074호

주소 서울 용산구 효창원로64길 6(효창동) 일진빌딩 2층
우편번호 04317
전화번호 02) 3453-6111 팩시밀리 02)3452-1440
홈페이지 www.cheonghong.com
이메일 c0583@naver.com

ISBN 979-11-91136-15-9 03510